Caractéristiques dento-crânio-faciales des Homininés

Médecine à travers les siècles

Collection dirigée par le Docteur Xavier Riaud

L'objectif de cette collection est de constituer « une histoire grand public » de la médecine ainsi que de ses acteurs plus ou moins connus, de l'Antiquité à nos jours.
Si elle se veut un hommage à ceux qui ont contribué au progrès de l'humanité, elle ne néglige pas pour autant les zones d'ombre ou les dérives de la science médicale.
C'est en ce sens que – conformément à ce que devrait être l'enseignement de l'histoire –, elle ambitionne une « vision globale » et non partielle ou partiale comme cela est trop souvent le cas.

Dernières parutions

Vincent BOUTON, *De nez à nez. Histoire du nez*, 2014.
Xavier RIAUD & Philippe BROUSSEAU, *Odontologie médico-légale et serial killers. La dent qui en savait trop*, 2014.
Serge KERNBAUM, *Alastrim. L'homme et la variole*, 2014.
André Julien FABRE, *Les médecins de Venise*, 2014.
Régis-Nessim SACHS, *De médecins juifs du Xe au XVIIe siècle*, 2014.
Roland BRUNNER, *La folie à Rome*, 2014.
Apolline TRIOULAIRE, *Sainte Apolline, sainte patronne des dentistes et de ceux qui ont mal aux dents*, 2014.
Pauline LEDENT, *L'art dentaire en Égypte antique*, 2014.
Frédéric DUBRANA, *L'expérience chirurgicale. De la vivisection... à l'expérimentation*, 2013.
Henri LAMENDIN, *Les de Jussieu, une famille de botanistes aux XVIIIe et XIXe siècles*, 2013.
Jean-Jacques TOMASSO, *La vie et les écrits de Bernard Nicolas Lorinet (1749-1814). Un médecin des lumières dans lé Révolution*, 2013.
Jean-Pierre MARTIN, *L'instrumentation médico-chirurgicale en caoutchouc en France (XVIIIe-XIXe)*, 2013.
Michel A. GERMAIN, *Alexis Carrel, un chirurgien entre ombre et lumière*, 2013.

Elsa Combes Fruitet

Caractéristiques dento-crânio-faciales des Homininés

L'Harmattan

5-7, rue de l'Ecole-Polytechnique, 75005 Paris
http://www.harmattan.fr
diffusion.harmattan@wanadoo.fr
ISBN : 978-2-343-04532-0
EAN : 9782343045320

A Manon la plus belle des créations et ma plus grande fierté,
A Sylvain sans qui je ne suis pas complète,
A mes parents, à ma grande sœur,
A toute ma famille et mes amis.

Avant-propos

L'art dentaire ne se résume pas seulement à nos actes techniques ou encore à la prise en charge de nos patients. En tant que chirurgien-dentiste, il est également intéressant de perpétuer une certaine culture sur l'histoire dentaire ou de l'odontologie à travers le temps.

En Paléoanthropologie, les dents sont essentielles pour la classification des fossiles. La dent, de par ses tissus durs, est difficilement dégradée à travers le temps, et peut rester quasiment intacte dans des conditions difficiles de conservation (29). Les dents témoignent de l'évolution, du régime alimentaire, ou encore, de l'origine des individus et des populations (29). Elles permettent de faire le lien entre le passé et le présent pour nous enrichir en connaissances.

En tant que chirurgien-dentiste, notre but est de les conserver grâce à nos soins ou encore de les remplacer par la mise en place de prothèses fixées ou amovibles. Les dents ont plusieurs fonctions essentielles. Elles sont tout d'abord essentielles à la mastication, mais elles ont également un rôle dans le langage, le goût et enfin la séduction par le sourire.

Comme le dit Michel Sakka en 1983 dans « Réflexions sur la définition de l'homme et sur l'anthropologie » : « Chaque phase nouvelle modifie profondément l'évolution et dans les phases actuelles, il faut faire le tri entre ce qui est nouveau, ce qui est un souvenir, et tenir compte de ce qui est oublié, de ce qui est transformé ou disparu » (40).

En effet, les nouvelles découvertes en Paléoanthropologie apportent des éclaircissements sur les caractères communs et différents entre les différentes espèces, leur nom (taxonomie) et leur parenté (phylogénie).

Chez l'Homme, l'évolution de la denture est accompagnée de l'évolution de la face, de la capacité crânienne, et du système masticateur (insertions musculaires). L'apparition et l'utilisation de l'outil ont diminué l'impact de l'environnement climatique et de l'alimentation sur l'évolution. L'apparition de la culture a eu un fort impact sur l'évolution.

Ce travail a pour but de présenter les caractéristiques dento–crânio-faciales des Homininés et leurs variations morphologiques selon leur environnement (alimentation, climat, outil…). Il est intéressant d'envisager des hypothèses sur la morphologie de l'Homme du futur, mais aussi d'observer l'impact de l'évolution de toutes ces caractéristiques morphologiques sur notre pratique clinique quotidienne en odontologie.

Anatomie et méthodologie

Pour observer l'évolution des caractéristiques dento-crânio-faciales des Homininés, il faut pouvoir établir des comparaisons entre les différents genres : *Australopithecus*, *Paranthropus* et lignée *Homo*.

Leur système masticateur a évolué en fonction des conditions climatiques, de l'alimentation, mais aussi de la culture (outils, préparation de la nourriture…).

Le système masticateur comprend l'articulation temporo-mandibulaire, le corps et la branche montante de la mandibule, les muscles masticateurs, leurs insertions musculaires, et la denture. Pour chaque genre, les caractéristiques de leur système masticateur seront basées sur l'observation de quelques critères.

Concernant l'articulation temporo-mandibulaire, la fosse glénoïde (profondeur) et le condyle (épaisseur, longueur) seront observés. Les variations d'épaisseur du corps de la mandibule et de la branche montante permettent d'apprécier la puissance masticatrice (Photo 1).

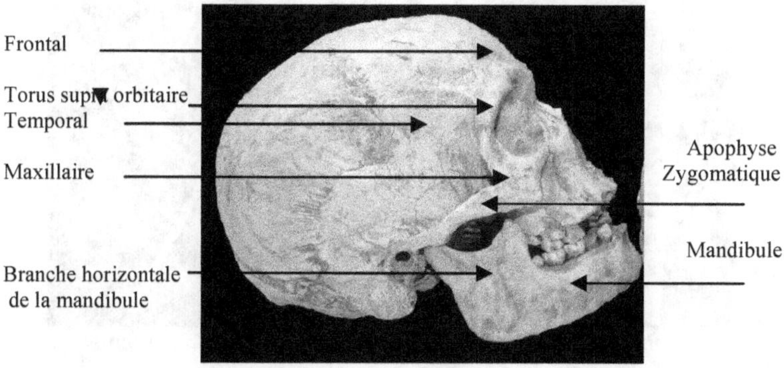

Photo 1 : Vue latérale du crâne d'*Homo sapiens (*moulage)

Les apophyses zygomatiques, puissantes et avancées, et une constriction post-orbitaire (espace entre l'arcade zygomatique et le sphénoïde) importante, témoignent de la puissance du système masticateur. L'insertion du muscle temporal (lignes temporales plus ou moins hautes) et la présence ou absence d'une crête sagittale, permettent également d'apprécier la robustesse ou non du système masticateur (Photo 2).

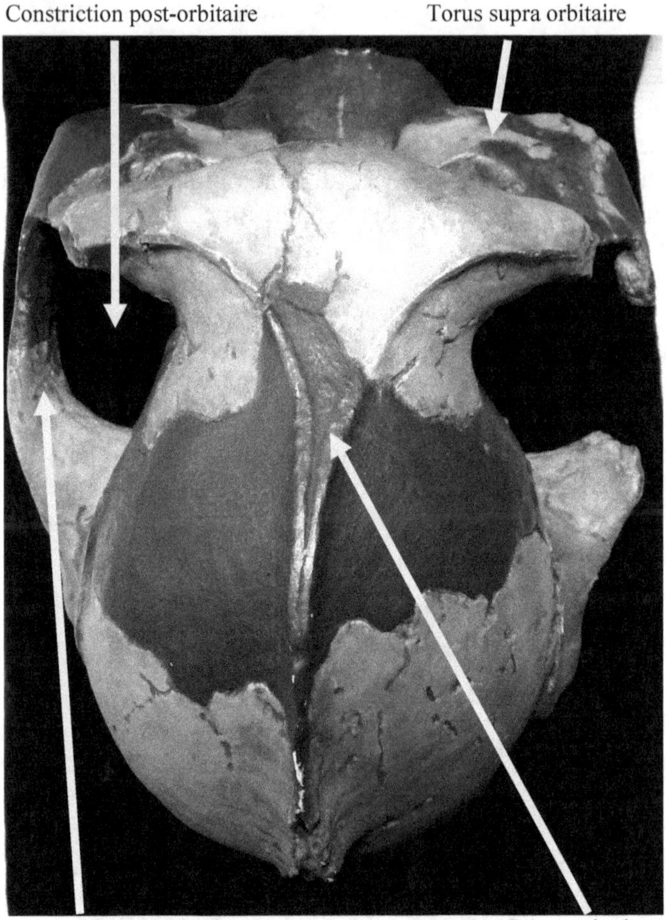

Photo 2 : Vue supérieure de *Paranthropus boisei* (moulage)

Concernant le muscle temporal, plus les fibres musculaires sont orientées vers les dents postérieures, plus les forces masticatrices sont développées.

Une crête sagittale témoigne d'une forte puissance masticatrice. Elle est présente chez certains genres/espèces, et absente pour d'autres : par exemple elle est présente chez *Paranthropus boisei* (Photo 2) et absente chez l'Homme actuel. Il s'agit cependant d'un caractère à fort dimorphisme sexuel, présent chez les mâles et non chez les femelles d'une même espèce. Pour pouvoir comparer deux espèces ou genres par la présence ou absence d'une crête sagittale, deux spécimens mâles devront être observés.

Au niveau de la denture, la puissance masticatrice pourra s'évaluer sur le volume occlusal des dents postérieures, en valeur absolue et relative (par rapport à la taille ou au poids du sujet) (30).

Mc Henry a comparé les aires des molaires et prémolaires en fonction du poids des différents Hominidés (30). Suivant les valeurs obtenues, les Australopithèques et Paranthropes, avec un poids inférieur à *Homo sapiens*, ont les aires des molaires et prémolaires plus importantes. Les *Paranthropus boisei,* avec un poids deux fois moins important que celui des gorilles, ont pourtant une aire des prémolaires/molaires plus importante que ces derniers.

Le ratio entre la taille des dents antérieures (incisives et canines) par rapport aux dents postérieures (prémolaires et molaires) et l'étude des micro-usures dentaires, témoignant du type d'alimentation de chaque genre et espèce, sont également des éléments importants à considérer.

L'usure dentaire témoigne de la fonction masticatrice et para-masticatrice avec observation de stigmates macroscopiques et microscopiques (29). Les micro-usures sont observées en microscopie électronique à balayage (MEB). Les micro-usures observées seront différentes en fonction du type d'alimentation des espèces. Une nourriture dure, cassante, donnera des grandes fosses ou cavités au niveau des faces occlusales des dents. Une nourriture encore plus coriace donnera des striations microscopiques ainsi qu'un nombre plus important de cavités, plus petites, au niveau des faces occlusales des dents.

L'épaisseur de l'émail au niveau des dents postérieures représente une protection contre la nourriture contenant des aliments durs et cassants, qui demandent des forces occlusales importantes (48). Plus l'émail est épais, plus la nourriture est coriace. L'étude des radio-isotopes de Strontium et Calcium permet de connaître l'alimentation des Homininés, notamment la proportion de nourriture souterraine (48).

Formation des dents jusqu'aux Homininés

Les Hominidés forment une famille de primates regroupant des espèces vivantes et fossiles : les Homininés et les Paninés. Les Homininés regroupent les espèces du genre *Sahelanthropus* au genre *Homo*. Les Paninés regroupent les gorilles et les chimpanzés (*Pan troglodytes* : chimpanzé commun et *Pan paniscus* : bonobo) (Figure 1).

Il faut préciser que parmi les grands singes, les orangs-outans se situent dans la famille des Pongidés et les gibbons dans la famille des Hylobatidés (47).

Dès la famille des Catarhiniens, comprenant les Cercopithécoïdes (babouin, macaque…) et Hominoïdes (grands singes comprenant les primates humains et non humains), toutes les espèces possèdent une denture de trente-deux dents définitives (47).

Les Homininés sont une sous-famille des Hominidés : ils comprennent les *Sahelanthropus*, *Orrorin*, *Ardipithecus*, *Kenyanthropus*, *Australopithecus*, *Paranthropus* et tous les fossiles de la lignée *Homo* jusqu'à l'Homme actuel (47). *Orrorin*, *Sahelanthropus* et *Ardipithecus* sont considérés comme les plus anciens Homininés mais leur classification reste encore controversée (33).

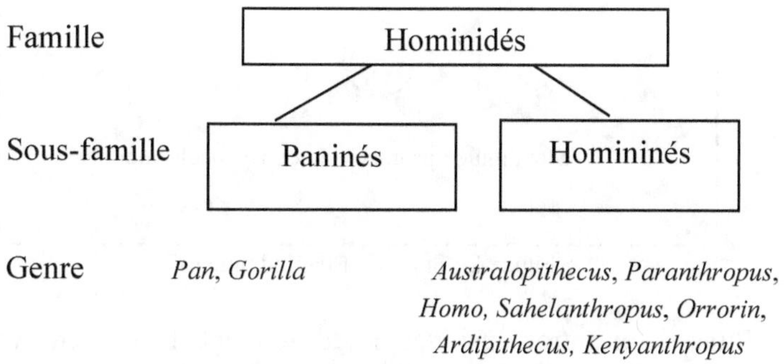

Figure 1 : Classification des Homininés

L'évolution des Hominidés est buissonnante et non linéaire. Plusieurs espèces ont coexisté durant des milliers d'années comme par exemple, *Homo neanderthalensis* et *Homo sapiens*, et se sont succédés jusqu'à *Homo sapiens*.

La denture, telle que nous la connaissons chez l'Homme moderne, est issue d'un long processus évolutif. Les dents ont subi, au cours des temps géologiques, de nombreux remaniements. Plusieurs théories s'affrontent : triberculie, multituberculie, néotrituberculisme.

Dès les premiers mammifères Euthériens, seules les incisives, canines et prémolaires permanentes, sont précédées de dents lactéales. Des caractères dérivés viennent s'ajouter : c'est le début de la plexodontie (dents multicuspidées) (12).

La formation des molaires s'explique par plusieurs théories. La plus répandue part de la dent des reptiles, qui est conique ; il s'agit de la théorie de la triberculie (31). La théorie de la triberculie, sur la formation des molaires, s'établit à partir de la dent conique des reptiles (haplodontie : occlusion mono cuspide alternée). Un cône central apparaît : le protocône au maxillaire et le protoconide à la mandibule.

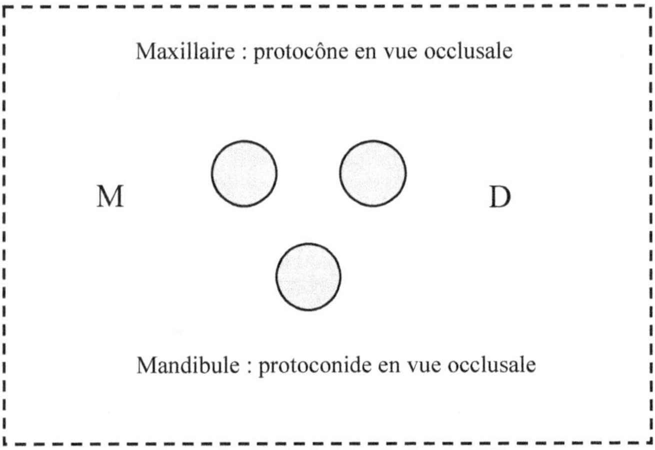

Figure 2 : Stade de l'haplodontie (37)

Puis, deux autres cuspides s'additionnent. L'une, en avant, est appelée paracône au maxillaire et paraconide à la mandibule. L'autre, en arrière, est nommée métacône au maxillaire et métaconide à la mandibule. Trois cônes sont donc alignés sur le plan mésio-distal : c'est le stade triconodonte (12) (Figure 3).

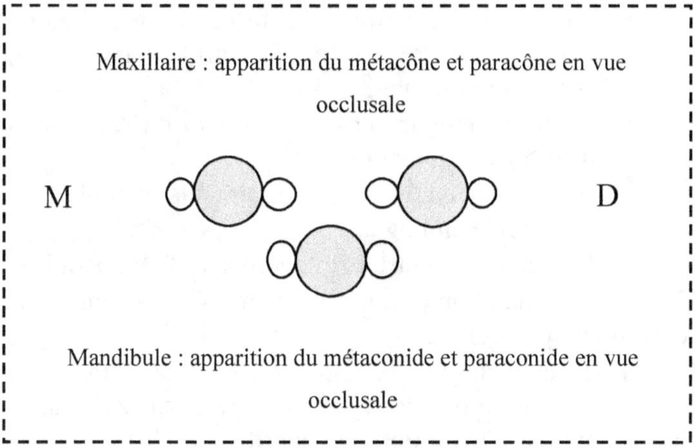

Figure 3 : Arrivée du stade triconodonte (37)

Puis le protocône se déplacerait en dedans, et le protoconide en dehors. Les trois cônes ne sont plus alignés, c'est le stade trigonodonte. On l'appelle trigone au maxillaire, et trigonide à la mandibule (Figure 4).

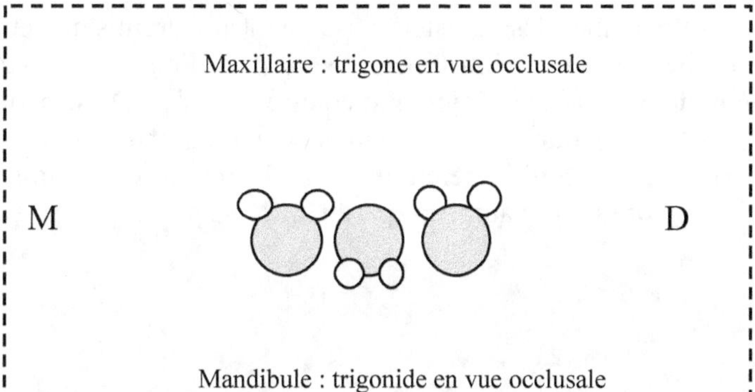

Figure 4 : Stade trigonodonte (37)

D'autres cuspides viennent s'ajouter, donnant une morphologie « type molaire » (31). L'ajout de tubercules supplémentaires permet de broyer les aliments, grâce à un engrènement entre le maxillaire et la mandibule.

Chez les primates et l'homme, la molaire maxillaire se présente sous quatre gabarits : la forme 4 par l'ajout de l'hypocône donnant quatre cuspides, la forme 4 moins (4-), la forme 3 plus (3+) et la forme 3 (14).

La molaire mandibulaire primitive a cinq ou six tubercules (14). Les cuspides se rajoutant sont :

_ Hypoconide en disto-vestibulaire à la mandibule
_ Entoconide en lingual
_ Hypoconulide entre l'Entoconide et l'Hypoconide

La molaire mandibulaire a six cuspides, puis cinq, avec la disparition du paraconide.

Sur la face occlusale, le sillon en contact entre les cinq tubercules est en forme de Y donnant le gabarit occlusal Y5 (14). Au cours de l'évolution, le gabarit se modifie soit par une disposition différente des cinq tubercules, ou par addition ou réduction des tubercules principaux. On trouve différents gabarits tels que Y6, presque +5, presque +4, ou en croix +5 ou +4 (par disparition de l'hypoconulide).

Quand le contact est inverse entre les deux tubercules principaux vestibulaires, on passe au stade évolué X4 X5 (contact entre protoconide et entoconide) (14).

D'autres théories existent : le néotrituberculisme et la multituberculie. Le néotrituberculisme part d'emblée du stade trigonodonte, auquel s'ajoute un autre trigone. De ces deux trigones dériveraient les molaires mammaliennes (31). La théorie de la multituberculie part de molaires primitives multicuspidées, qui auraient perdu des cuspides par la suite (31).

Les Australopithèques

Les Australopithèques ne font pas partie des fossiles de la lignée *Homo*. Ils pourraient ne pas être nos ancêtres, mais plutôt nos cousins, ayant évolué sur une branche différente. Néanmoins, de nombreuses hypothèses d'une descendance du genre *Homo* ont été émises par d'éminents spécialistes.

Le genre *Australopithecus* s'est éteint. Les Australopithèques comprennent cinq/six espèces, apparues entre -4 à -2,5 millions d'années. Le genre se compose, par ordre chronologique d'apparition, d'*Australopithecus anamensis*, *Australopithecus afarensis*, *Australopithecus africanus*, *Australopithecus bahrelghazali*, *Australopithecus garhi* et *Kenyanthropus platyops* (dont l'origine très controversée l'attribue au genre Australopithèque ou à un genre nouveau) (33).

Il s'agit de plusieurs espèces variées appartenant à l'arbre foisonnant de l'évolution, autrement dit non représenté par une lignée unique. Ils possèdent des caractères communs dits archaïques (plésiomorphes), mais aussi leurs propres particularités dites dérivées (apomorphes).

Les variations morphologiques entre Australopithèques dérivent d'une adaptation à leur environnement (géographie, alimentation) et peuvent découler de processus génétiques et/ou épigénétiques (modification du squelette liée au comportement de l'individu au cours de sa vie).

Australopithecus anamensis a vécu entre -4,2 à -4 millions d'années (2). Il vit dans des régions boisées et des savanes humides (2). La capacité crânienne est inconnue (2).

Concernant ses caractéristiques faciales, les arcades dentaires sont en U comme les chimpanzés et non divergentes (33). La face mentonnière est plus ou moins convexe avec une symphyse orientée en postérieur selon son grand axe (2). La mandibule est robuste, ce qui présage une nourriture coriace (33).

Concernant la denture, les canines sont grandes, longues et robustes. La deuxième prémolaire inférieure a deux racines et, de plus, elle est asymétrique (2). Ils possèdent des molaires larges, recouvertes d'émail épais (33).

Malgré la différence staturale et la largeur d'arcade, leurs molaires sont plus volumineuses que celles de l'Homme actuel en valeur absolue et relative.

Ils sont plus âgés que les *Australopithecus afarensis* et possèdent des caractères plus anciens.

Australopithecus afarensis se trouve en Ethiopie ainsi qu'en Tanzanie. Il a existé de -4 à -3 millions d'années (2). Il vit dans des régions boisées relativement humides (2).

Sa capacité crânienne est en moyenne de 430 à 550 cm^3 (2).

L'articulation temporo-mandibulaire a des reliefs peu marqués (32). Le tubercule articulaire est à peine suggéré (hauteur 3 mm), et sa convexité antéro-postérieure est très faible. Les cavités glénoïdes sont larges mais peu profondes (2). La distance entre la première molaire supérieure et leur articulation temporo-mandibulaire est longue (3, 4, 23, 24, 38, 39, 42, 44, 49, 50).

Concernant les caractéristiques faciales, leur face est prognathe, plus que chez le genre *Homo* mais moins que chez les chimpanzés (33).

Le système masticatoire est très développé. Le muscle temporal est de volume important, s'insérant au sommet du crâne. Les deux muscles temporaux peuvent se rejoindre à l'arrière du crâne sur un cimier (crête osseuse) suivant le sexe. Les apophyses zygomatiques sont développées. Le point d'origine de l'arcade zygomatique se situe entre la deuxième prémolaire et la première molaire maxillaire (3, 4, 23, 24, 38, 39, 42, 44, 49, 50).

Au maxillaire, leur palais est étroit, long et profond (2). L'arcade dentaire est longue et étroite, aux bords rectilignes (2).

La mandibule est de petite taille avec une arcade en U (différente de l'Homme actuel en V) (2) (Photo 4). Elle est robuste (Photo 3). Sa robustesse, avec les muscles temporaux, démontre un système masticatoire puissant et très développé dénotant un régime alimentaire constitué de nourriture coriace (33).

Concernant la denture, la région incisive est étroite. Les incisives supérieures présentent un tubercule basal du côté lingual (2) (Photo 4).

Les canines sont volumineuses, de grande taille par rapport aux *Homo*. Il existe des diastèmes sur l'antagoniste permettant leur engrènement (33). Il s'agit d'un caractère de dimorphisme sexuel moins présent que chez les chimpanzés.

La première prémolaire inférieure n'a parfois qu'une seule cuspide vestibulaire (2).

Les molaires et prémolaires sont de grande taille, recouvertes d'un émail épais (33) (Photo 5). Les racines sont fortes, grandes et bien ancrées dans l'os (33). Les molaires augmentent en taille de la première à la troisième : M1<M2<M3 (37) (Photo 5) (M1 étant la première molaire, M2 la deuxième molaire et M3 la troisième molaire).

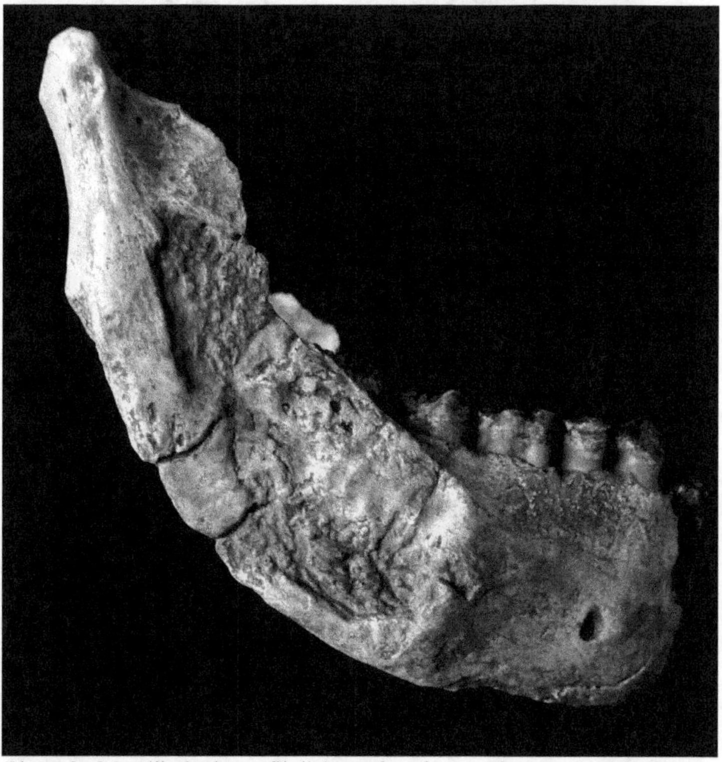

Photo 3 : Mandibule de profil d'*Australopithecus afarensis* (moulage)

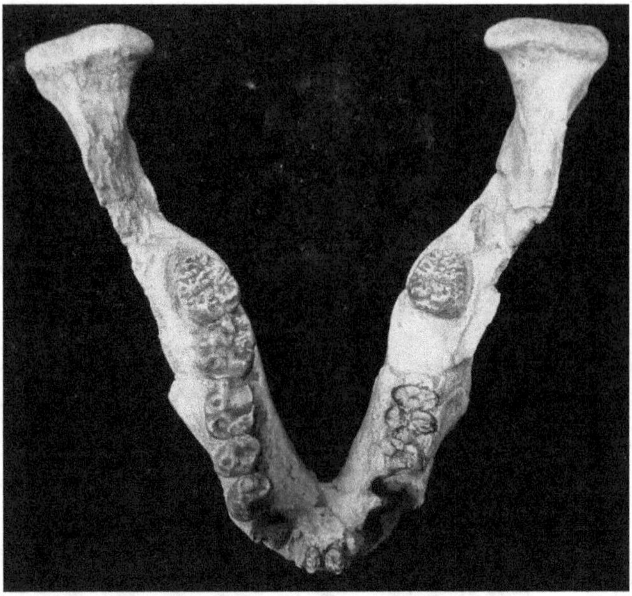

Photo 4 : Mandibule vue occlusale d'*Australopithecus afarensis* (moulage)

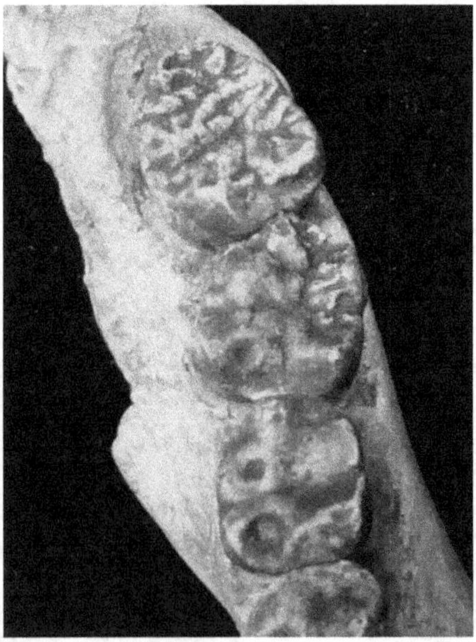

Photo 5 : Molaires mandibulaires (la troisième molaire vers le haut) d'*Australopithecus afarensis* (moulage)

Australopithecus africanus a vécu de -3,5 à -2,5 millions d'années en Afrique méridionale (2). Il vit dans des régions boisées relativement humides (2). Sa capacité crânienne oscille entre 430 et 550 cm^3 (équivalent à celle d'un chimpanzé) (2). Concernant l'articulation temporo-mandibulaire, les fosses glénoïdes sont larges et peu profondes. La distance entre l'ATM et la première molaire supérieure est variable (3, 4, 23, 24, 38, 39, 42, 44, 49, 50). Le prognathisme facial est modéré. L'arcade zygomatique est très robuste (Photo 6). Son point d'origine se situe au niveau de la deuxième prémolaire ou entre la deuxième prémolaire et la première molaire maxillaire (3, 4, 23, 24, 38, 39, 42, 44, 49, 50). La mandibule est robuste avec un fort planum alvéolaire. La face mentonnière est très inclinée postérieurement (2).

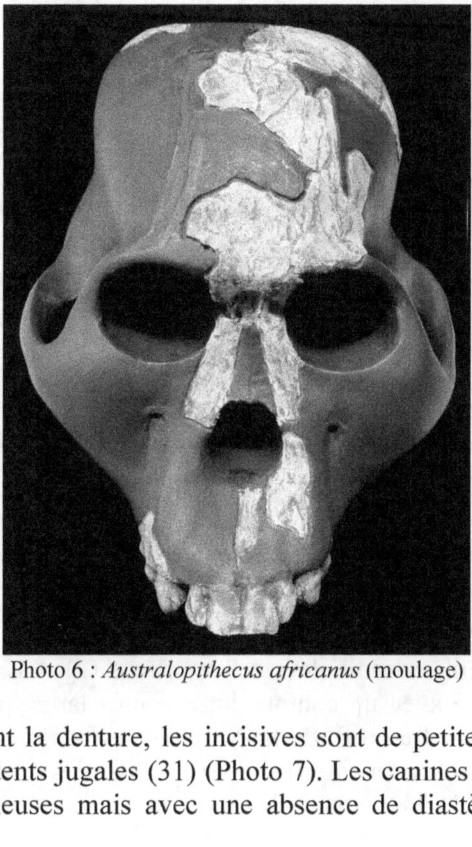

Photo 6 : *Australopithecus africanus* (moulage)

Concernant la denture, les incisives sont de petite taille par rapport aux dents jugales (31) (Photo 7). Les canines des mâles sont volumineuses mais avec une absence de diastèmes pour l'occlusion, comme chez les grands singes (33). La première prémolaire possède deux racines et est asymétrique. Elle possède deux cuspides (2). La deuxième prémolaire inférieure se molarise (2). Les *Australopithecus africanus* ont des molaires et des prémolaires de grande taille (33) (Photo7).

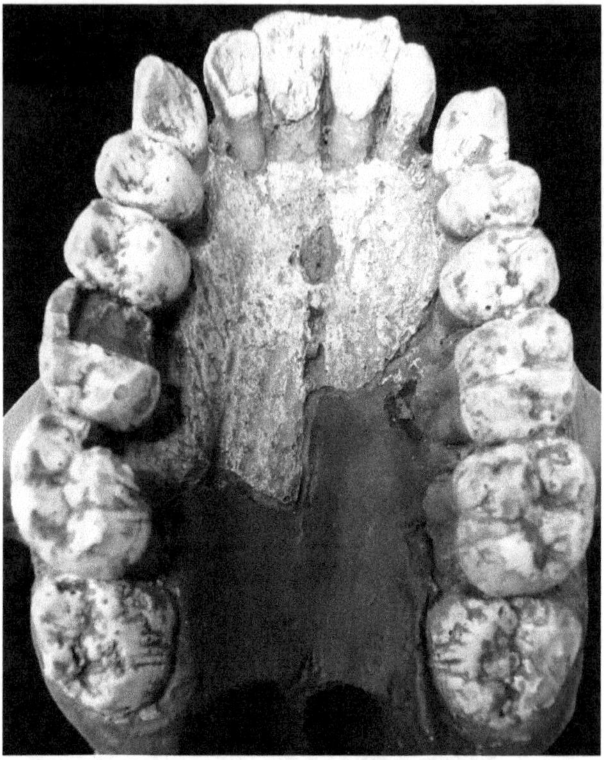

Photo 7 : Arcade dentaire maxillaire d'*Australopithecus africanus* (moulage)

Australopithecus bahrelghazali est un fossile daté de -3,5 à -3 millions d'années (33). Il vit dans des régions boisées relativement humides (2). Sa capacité crânienne est inconnue car une seule mandibule a été retrouvée (2). La mandibule est parabolique avec un contour interne plus large que l'épaisseur du corps (2). Le profil de la symphyse est vertical comme chez l'Homme actuel (menton) (Photo 8). Elle n'est pas inclinée vers l'arrière (33). Le planum alvéolaire lingual est plus court (Photo

9). Le foramen mentonnier a une position basse (2). Il est différent des autres Australopithèques, qui ont un menton fuyant, inexistant.

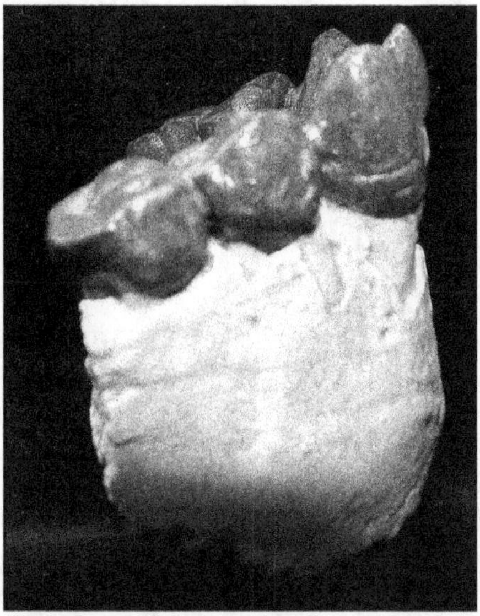

Photo 8 : Mandibule de profil d'*Australopithecus bahrelghazali* (moulage)

Concernant sa denture, les prémolaires sont larges, leur émail est épais. Elles possèdent trois racines (au lieu de deux) et sont asymétriques et bicuspides (2) (Photo 9).

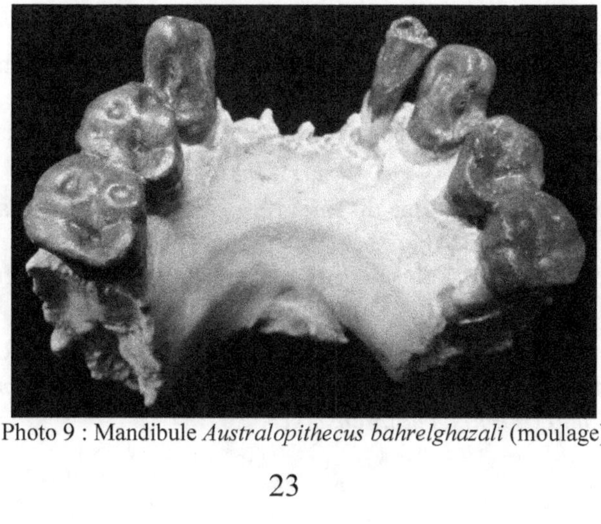

Photo 9 : Mandibule *Australopithecus bahrelghazali* (moulage)

Tous les Australopithèques ont donc leurs particularités propres mais aussi des similitudes crâniennes, faciales et au niveau de la denture. Il est normal qu'ils possèdent des caractéristiques communes puisqu'ils font partie du même genre (Tableau 1).

Caractéristiques crâniennes	Petite capacité crânienne Fosse glénoïde peu profonde
Caractéristiques faciales	Prognathie +/- prononcée Corps mandibulaire large Branche montante épaisse Orientation du muscle temporal vers les dents jugales
Denture	Prémolaires se molarisant de morphologie asymétrique Email épais Grandeur des dents postérieures par rapport au bloc incisivo-canin Canines volumineuses

Tableau 1 : Caractéristiques communes des Australopithèques d'après (3, 4, 10 23, 24, 38, 39, 42, 44, 49, 50).

La mégadontie des dents jugales (prémolaires et molaires) est caractéristique des Australopithèques et pourrait s'expliquer par une alimentation coriace, demandant une hyper-mastication (30).

Ces Homininés ont disparu vers -3/-2,5 millions d'années à la suite d'un refroidissement global de la Terre, et de la sécheresse en Afrique. En effet, la savane s'étend, les graminées se multiplient et la faune se renouvelle.

Les Australopithèques ont laissé en héritage des traits communs à deux espèces qui ont coexisté : les *Paranthropus* et les *Homo* (*habilis*, *rudolfensis*) (33).

Les Paranthropes

Ils sont apparus vers -2,5 millions d'années (33) en Afrique de l'Est (37). Ils ont disparu vers -1 million d'années (37). Ils ne font pas partie du genre *Homo*. Ce sont des descendants des Australopithèques. Ils ont cohabité avec les premiers *Homo*. Ils habitent dans une savane boisée, relativement sèche, contrairement aux Australopithèques (2). Trois espèces sont comptées : *Paranthropus aethiopicus*, *Paranthropus robustus*, *Paranthropus boisei*. Chacune possède ses propres particularités, tout comme les Australopithèques.

Paranthropus aethiopicus a vécu entre -2,6 à -2,5 millions d'années en Afrique de l'Est. Il vit dans une savane boisée relativement sèche (2). Il est le plus ancien des Paranthropes (37). Sa capacité crânienne est de 419 cm^3 (2). La fosse glénoïde est peu profonde (44). La distance entre l'articulation temporo-mandibulaire et la première molaire supérieure est grande (3, 4, 23, 24, 38, 39, 42, 44, 49, 50). Le mâle présente une crête sagittale (Photos 10, 11). Son prognathisme facial est marqué (3, 4, 23, 24, 38, 39, 42, 44, 49, 50). La constriction post-orbitaire est forte. L'apophyse zygomatique est forte (Photo 10) avec un point d'origine au niveau de la première molaire supérieure (3, 4, 23, 24, 38, 39, 42, 44, 49, 50). Le palais est plat.

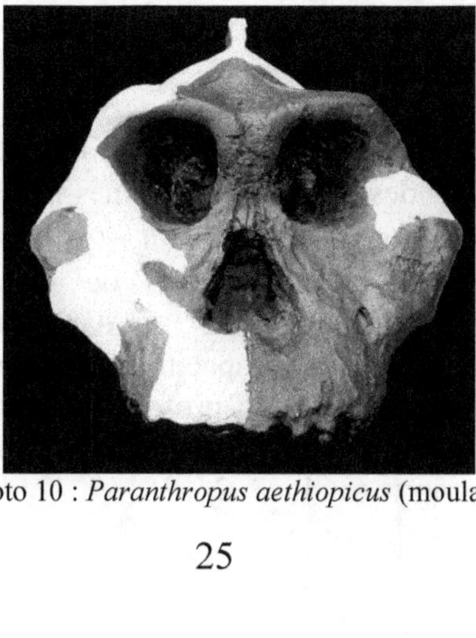

Photo 10 : *Paranthropus aethiopicus* (moulage)

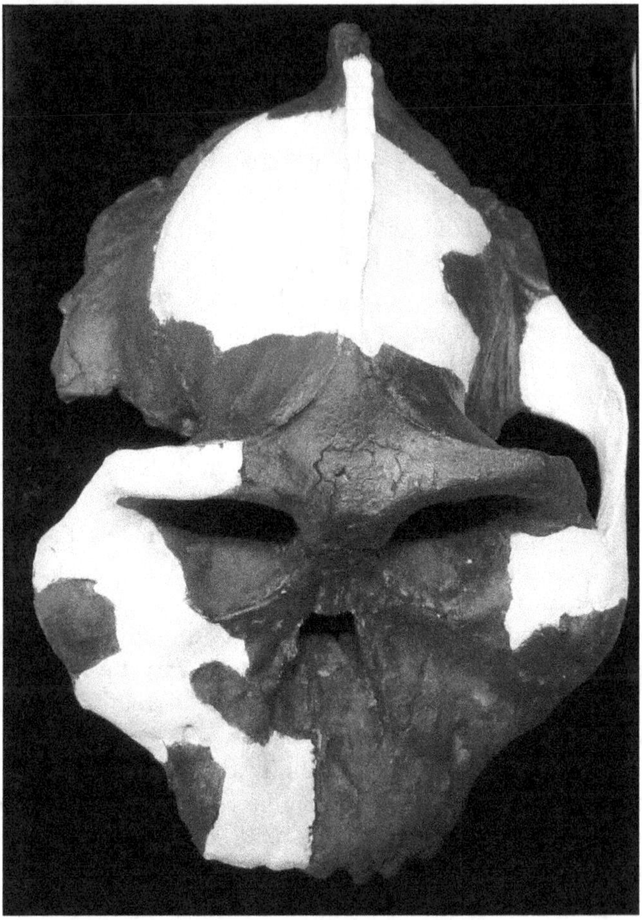

Photo 11 : *Paranthropus aethiopicus* (moulage)

Comme tous les Paranthropes, les dents jugales sont très développées. Cependant, il se différencie des autres Paranthropes par des incisives et canines plus grandes (37). Sa morphologie est assez proche d'*Australopithecus afarensis* (2).

Paranthropus robustus a vécu de -2,2 à -1,5 million d'années en Afrique du Sud et vit dans une savane boisée relativement sèche (2). Sa capacité crânienne est de 500–550 cm^3 (2). La fosse glénoïde est profonde (44). La distance entre l'articulation temporo-mandibulaire et la première molaire supérieure est courte (3, 4, 23, 24, 38, 39, 42, 44, 49, 50).

Le prognathisme facial est réduit (3, 4, 23, 24, 38, 39, 42, 44, 49, 50). La constriction post-orbitaire est très marquée. Le torus supra orbitaire a une architecture plus fine (3, 4, 23, 24, 38, 39, 42, 44, 49, 50). L'apophyse zygomatique est très forte avec un point d'origine au niveau de la deuxième prémolaire ou de la première molaire supérieures (3, 4, 23, 24, 38, 39, 42, 44, 49, 50). Le palais et le corps mandibulaire sont robustes (3, 4, 23, 24, 38, 39, 42, 44, 49, 50) (Photo 12).

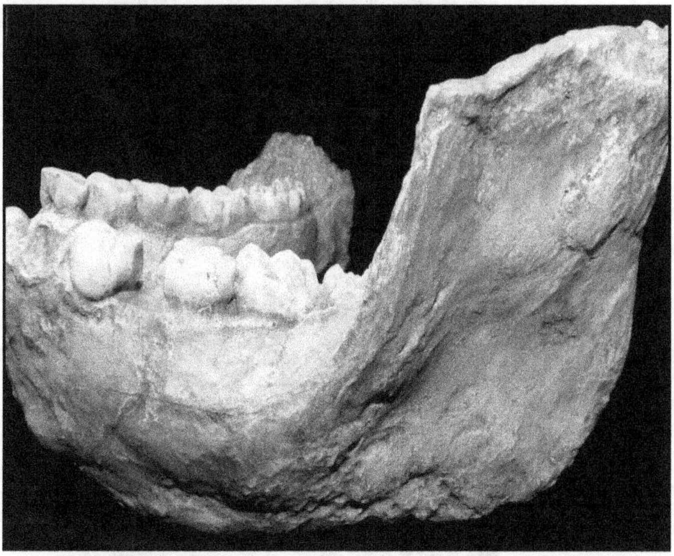

Photo 12 : Mandibule de *Paranthropus robustus* (moulage)

Paranthropus boisei a vécu de -2,2 à -1,4/-1,2 million d'années en Afrique de l'Est et vit dans une savane boisée relativement sèche (2). Sa capacité crânienne est de 475-530 cm^3 (2). La fosse glénoïde est profonde (44). La distance entre l'articulation temporo-mandibulaire et la première molaire supérieure est courte (3, 4, 23, 24, 38, 39, 42, 44, 49, 50).

Cette espèce présente un aspect robuste très développé par rapport aux autres Paranthropes. En effet, il présente des attaches musculaires développées et une crête sagittale plus marquée sur le sommet des crânes masculins (37). La constriction post-orbitaire est très prononcée (3, 4, 23, 24, 38, 39, 42, 44, 49, 50) (Photo 13). L'apophyse zygomatique est ici la plus forte (Photo 14) avec un point d'origine au niveau de la deuxième prémolaire (3, 4, 23, 24, 38, 39, 42, 44, 49, 50). Le palais est épais.

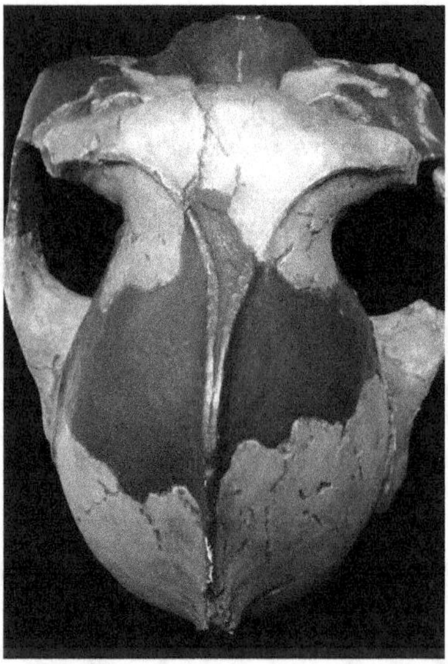

Photo 13 : *Paranthropus boisei* (moulage) en vue occlusale

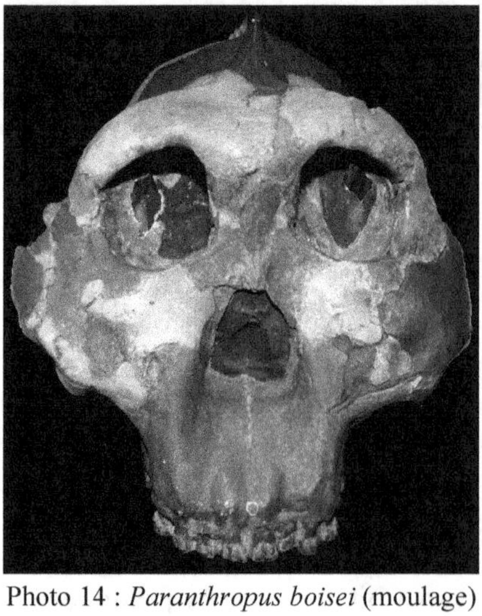

Photo 14 : *Paranthropus boisei* (moulage)

Son aspect robuste très développé se manifeste au niveau de la denture par des dents antérieures excessivement petites comparées aux dents jugales, volumineuses chez tous les Paranthropes (37) (Photo 15).

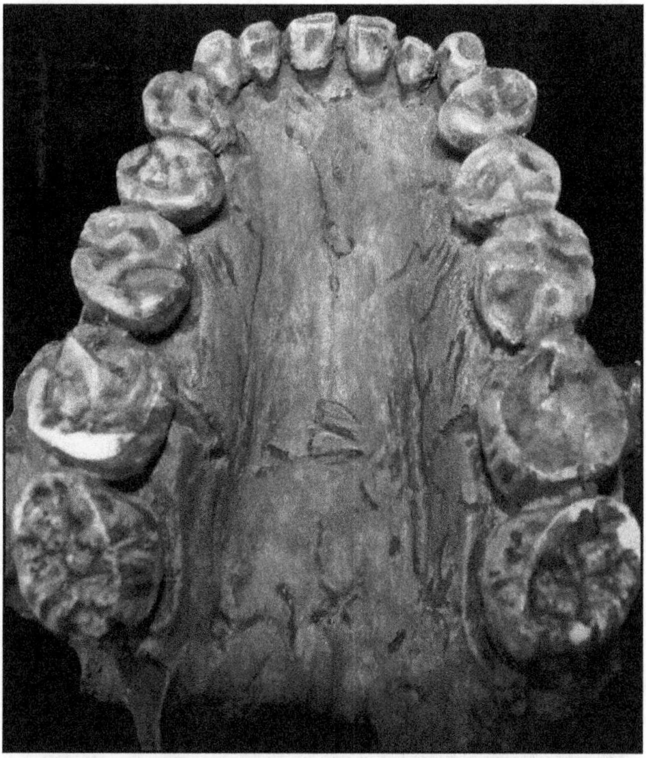

Photo 15 : Maxillaire de *Paranthropus boisei* (moulage)

Les *Paranthropus* ont un système masticateur très développé avec la présence de la crête sagittale, la puissance du muscle temporal dirigé directement sur les dents jugales. De plus, l'insertion des masséters (avancée des zygomatiques) est plus antérieure, ce qui permet d'accroître encore la puissance masticatrice. Le volume et la complexité morphologique des dents jugales sont exacerbés chez *Paranthropus* (1). Ce sont les Homininés qui possèdent les arcades dentaires les plus développées (33). Pour exemple, les dents d'un *Paranthropus* sont aussi grandes et plus solides que celles des gorilles, alors qu'ils sont plus petits en taille, quand la valeur relative est prise en compte (33).

Ces espèces de Paranthropes ont beaucoup de caractéristiques communes (Tableau 2) et sont moins différenciées que les Australopithèques.

Caractéristiques crâniennes	Petite capacité crânienne Crâne long, sans front Chez les mâles, crête sagittale Muscle temporal orienté vers les dents jugales
Caractéristiques faciales	Prognathisme facial plus réduit Torus sus-orbitaire massif Constriction post-orbitaire très développée Mandibule ayant une dimension verticale plus importante
Denture	Dents jugales développées par rapport aux antérieures Email très épais

Tableau 2 : Caractéristiques communes aux Paranthropes d'après (3, 4,12, 23, 24, 38, 39, 42, 44, 49,50)

Les premiers *Homo*

Au cours du temps, l'appartenance au genre *Homo* a été modifiée, nuancée, car il est difficile d'obtenir une définition parfaite qui permettrait de classer les fossiles faisant partie ou non du genre *Homo*. Certains fossiles ont remis en cause cette définition.

En 1758, Linné définit le genre *Homo* comme une espèce *Homo sapiens* (28). Pour être *Homo*, d'après Leakey, Tobias et Napier (1964) : « La capacité crânienne est très variable mais en moyenne très supérieure au domaine de variation des Australopithèques. Bien que la partie inférieure du domaine de variation du genre *Homo* chevauche la partie supérieure de celui d'*Australopithecus*, la capacité est (en moyenne) importante par rapport à la taille corporelle et variable d'environ 600 cm^3 chez les formes les plus anciennes à plus de 1600 cm^3 » avec une posture habituellement bipède terrestre associée. Pour eux, l'aspect total doit être pris en compte avec des caractères variables (lignes temporales, torus), des caractères absents (crête sagittale, diastèmes), et des caractères comparables aux Australopithèques (constriction post-orbitaire assez modérée, molaires petites). Pour Wood et Collard (1999), les espèces faisant partie du genre *Homo* sont plus proches d'*Homo sapiens* que des Australopithèques au niveau de leur masse corporelle, de leur système masticateur et de leur denture (51). Leur squelette postcrânien contribue à une morphologie cohérente avec une bipédie terrestre, et une faible capacité à grimper (51). Les espèces du genre *Homo* possèdent une période de croissance et une période de développement proches de l'Homme actuel (51). Concernant la bipédie, certains auteurs ont autrefois considéré qu'elle était un caractère exclusif du genre *Homo*. Or certains dinosauriens comme le Tracodon étaient déjà verticalisés.

Il est difficile d'attribuer à un fossile l'étiquette du genre *Homo*, tant les caractères anciens et nouveaux (proche de l'Homme actuel) coexistent chez plusieurs espèces.

Pour considérer un fossile comme faisant partie du genre *Homo*, des signes seront recherchés (40). Des signes directs sont observés sur le squelette, tels que le comportement bipède, le retrait du massif facial, l'augmentation de la capacité crânienne, la forme de la mandibule. Les signes indirects ne sont pas observés sur le squelette mais sont tout aussi importants tels que le langage, l'utilisation d'outils.

Les critères spécifiques à la face et la denture des fossiles de la lignée *Homo* sont (12) : une face ortho ou légèrement prognathe, des canines peu développées sans diastèmes en regard, des reliefs osseux moins marqués témoignant d'une réduction de l'appareil manducateur. Ils possèdent de grandes incisives. Les molaires et prémolaires sont moins grandes et moins larges. Les prémolaires et molaires mandibulaires sont allongées dans le sens mésio-distal et moins volumineuses (48). La deuxième molaire est plus grande que la troisième.

Au sein des différentes espèces, il existe une grande diversité au niveau des caractères faciaux et dentaires. Comme dans toute population biologique, chaque fossile a ses propres particularités individuelles ; nous ne pouvons qu'établir des généralités sans se laisser prendre au piège par des particularités individuelles.

A partir de -2,4 millions d'années, les premières espèces du genre *Homo* vont apparaître et coexister ensemble. Elles sont appelées les Premiers *Homo* comprenant *Homo habilis*, *Homo ergaster* et *Homo rudolfensis*.

Homo habilis est présent sur terre de -2,4 à -1,5 million d'années en Afrique de l'Est et du Sud (35).

Les fossiles retrouvés sont rares. Cette espèce coexiste avec les Paranthropes et les *Homo rudolfensis.* Leur appartenance au genre *Homo* est toujours controversée (51).

Leur cerveau est plus gros que les Australopithèques, avec une mâchoire plus modeste et une face plus plate.

Ils mettent en place les premières techniques de taille de pierre. Cependant, certains auteurs pensent que la morphologie de ses mains ne le rend pas plus apte à utiliser des outils que ses contemporains (43).

Sa capacité crânienne allait de 510 à 674 cm^3 (35). L'articulation temporo-mandibulaire est peu profonde (32). Le tubercule articulaire se présente comme une éminence osseuse assez saillante, à convexité antéro-postérieure bien marquée. Sa hauteur est d'environ 5 mm. La fosse mandibulaire se présente comme une gouttière transversale assez profonde et large antéropostérieurement. Elle s'ouvre directement du côté latéral et, est fermée par le processus ente-glénoïdien du côté médial. L'articulation temporo-mandibulaire d'*Homo habilis* ressemble de très près à celle d'*Australopithecus africanus*. La distance entre l'articulation temporo-mandibulaire et la deuxième molaire ou troisième molaire est courte (27, 34, 36, 42, 52).

Il présente un torus supra orbitaire modéré (Photo 16) et une constriction post-orbitaire réduite (27, 34, 36, 42, 52) (Photo 17). Le front est plus bombé avec une absence de crête sagittale (10) (Photo 17). Le prognathisme alvéolaire est réduit (27, 34, 36, 42, 52). Les arcades zygomatiques sont de taille modérée (27, 34, 36, 42, 52) (Photo 16).

Au maxillaire, le palais est plus creux que chez les Australopithèques, réduit vers l'avant (33) et étroit (27, 34, 36, 42, 52).

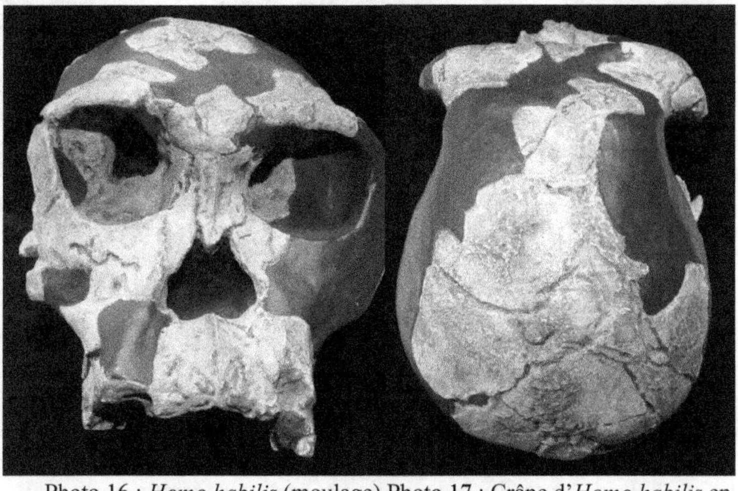

Photo 16 : *Homo habilis* (moulage) Photo 17 : Crâne d'*Homo habilis* en vue occlusale (moulage)

A la mandibule, le planum alvéolaire est petit. La proéminence mentonnière est variable (27, 34, 36, 42, 52).

Le volume facial diminue par rapport à l'ensemble du crâne alors que le cerveau se développe. Cela est dû à une réduction de l'appareil masticateur. Cependant, par rapport à *Homo sapiens*, la morphologie faciale reste quand même assez « trapue » (33).

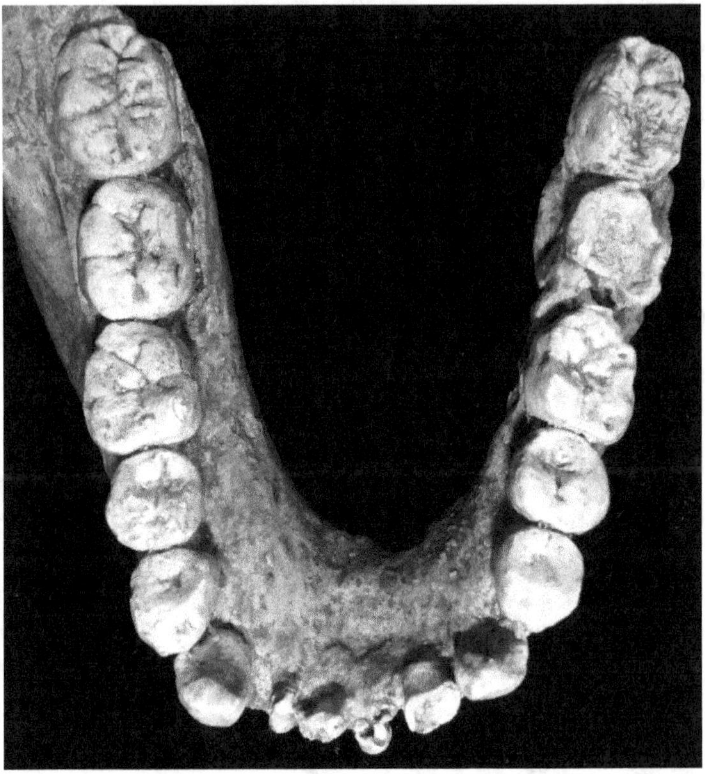

Photo 18 : Mandibule d'*Homo habilis* (moulage)

L'*Homo habilis*, par rapport aux Australopithèques, a des dents maxillaires et mandibulaires moins massives (30). Les dents du bloc incisivo-canin supérieur sont petites (27, 34, 36, 42, 52). Les dents du bloc incisivo-canin inférieur sont petites (27, 34, 36, 42, 52). Les dents antérieures ne sont pas en forme de pelle (14). Les prémolaires maxillaires ont deux racines ; les mandibulaires ont une racine (27, 34, 36, 42, 52). Les prémolaires sont variables en forme et en taille, surtout la deuxième (14). Concernant les molaires, toutes diminuent en volume. Elles sont plus petites que celles des Australopithèques (10). La diminution du volume des molaires par rapport à la taille et la masse corporelle est constatée (48, 51). L'émail est plus fin au niveau des molaires (10) que chez les Australopithèques ; mais l'épaisseur est encore importante (48). La deuxième molaire devient la plus importante car la taille de la troisième molaire commence à régresser (33). Les molaires inférieures sont de type moderne avec M2=M1 et Y5 en schéma occlusal (14) (Photo 18). La surface occlusale de la troisième molaire par rapport à la deuxième molaire est inférieure à M1 (27, 34, 36, 42, 52). Au niveau dentaire, la deuxième molaire occupe une place prépondérante au cours de la mastication, commençant à supplanter la troisième molaire. Leur denture est proche de l'Homme actuel. Notre denture s'est peu spécialisée depuis *Homo Habilis* (14).

Homo rudolfensis vit entre -2,5 et -2 millions d'années (P.Picq) et coexiste avec les *Paranthropus* et *l'Homo habilis* (33). Il possède une capacité crânienne de 750 cm^3 (27, 34, 36, 42, 52). La distance entre l'articulation temporo-mandibulaire et la M2/M3 est longue (27, 34, 36, 42, 52).

Leur face est robuste avec un étage moyen plus important que le supérieur (33). On note un léger torus supra orbitaire (Photo 19), et une constriction post-orbitaire marquée (27, 34, 36, 42, 52). Le prognathisme alvéolaire est faible, la taille de l'os zygomatique est grande (27, 34, 36, 42, 52). Le palais est large. Les dents antérieures supérieures sont grandes (33) et non en forme de pelle (14). Les prémolaires sont de taille et de forme variables, surtout la deuxième. Les prémolaires maxillaires ont trois racines (27, 34, 36, 42, 52). Les prémolaires mandibulaires ont deux racines ou une bifide (deuxième prémolaire mandibulaire) (27, 34, 36, 42, 52). Les molaires mandibulaires et maxillaires sont larges (33). Les molaires inférieures sont de type moderne, avec M2=M1 et Y5 en schéma occlusal (14). La troisième molaire mandibulaire possède une surface occlusale plus importante que la deuxième molaire (27, 34, 36, 42, 52), avec un tubercule supplémentaire (14). Les dents sont donc très volumineuses et solides par rapport à l'*Homo habilis* (33).

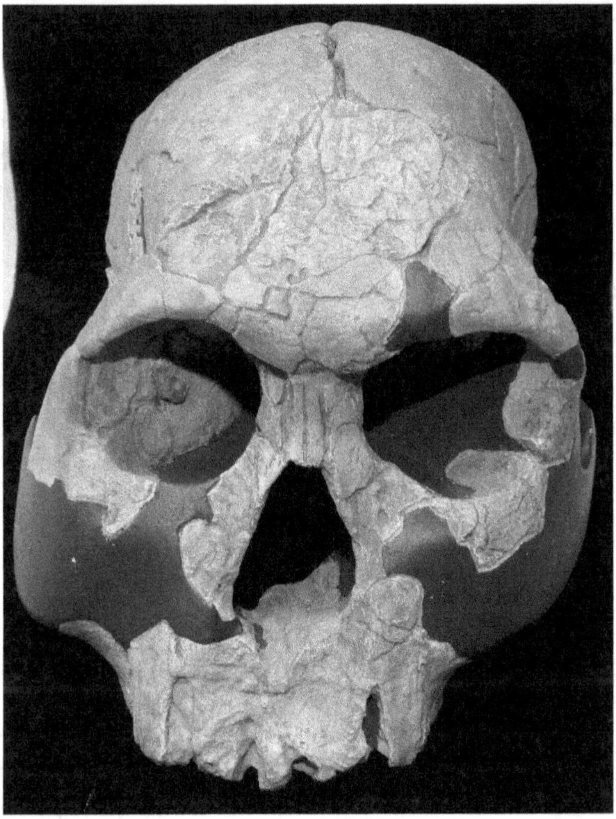

Photo 19 : *Homo rudolfensis* (moulage)

Homo ergaster est le premier représentant incontestable du genre *Homo.* Il apparaît en Afrique entre -2 et -1,8 million d'années. *Homo ergaster* est grand (plus de 1,70 m), de bipédie humaine similaire à l'Homme actuel. Il peut vivre en dehors de la protection des arbres. Son anatomie lui permet de marcher sur de longues distances. *Homo ergaster* se déplace constamment, de génération en génération. Il occupe toute l'Afrique et gagne l'Europe et l'Asie, entre -2 et -1,5 million d'années (32).

La capacité crânienne est en moyenne de 800 cm^3 (33). La face occupe 30% du volume crânien total au lieu de 45% chez les Australopithèques (33). Elle est large (33). Globalement on observe un lissage des reliefs osseux (33) (Photo 20). Les arcades sourcilières sont développées ainsi que les pommettes (33) (Photo 20). Les muscles temporaux sont fins (d'après leurs insertions crâniennes) : les lignes temporales sont écartées de part et d'autre du sommet du crâne (33). Le système masticatoire est peu important, diminué, malgré la présence de masséters puissants, car la mandibule est affinée (33).

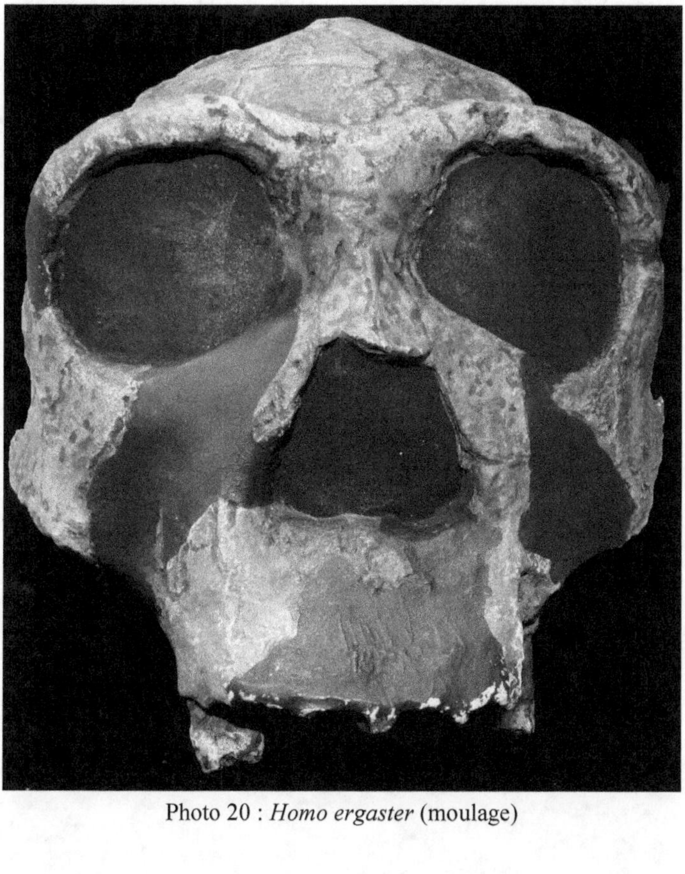

Photo 20 : *Homo ergaster* (moulage)

Les incisives sont en forme de pelle (14). Il s'observe une augmentation de taille du groupe incisivo-canin (14). Les prémolaires ont de fortes racines (14). Les molaires supérieures ont une racine en bloc avec des sillons (14). Les molaires inférieures ont une racine qui tend à se diviser en apical (14). La troisième molaire est la plus petite (14).

La denture est intermédiaire entre *Homo habilis* et *Homo erectus*. Les dents sont plus proches d'*Homo erectus* même si on note parfois trois racines pour la première prémolaire (14). Il s'observe une forte variabilité en taille dans leur population. Des caractères de spécialisation de la denture sont observés (14) : une ridulation de l'émail, un taurodontisme (furcation très basse) (6), une brachyodontie (couronnes basses avec peu de hauteur) (6), un cingulum cervical se développant en bourrelet.

Homo erectus lato sensu

Homo erectus lato sensu quitte le berceau africain et se disperse en Europe et en Asie. *Homo erectus* possède des caractères archaïques conservés, ainsi que des nouveaux caractères partagés avec *Homo neanderthalensis* (13). *Homo erectus* présente de nombreuses variabilités individuelles selon son âge mais aussi sa localisation géographique.

Les *Homo erectus* de tous les continents peuvent être considérés comme des *Homo erectus* au sens large. Toutefois, les fossiles d'Asie sont considérés comme les *Homo erectus stricto sensu.* Les autres fossiles possèdent des caractères dérivés par rapport aux *Homo erectus* asiatiques et peuvent être décrits comme des *Homo erectus* en cours d'évolution (morphotype intermédiaire). Les *Homo erectus* européens sont nommés *Homo heidelbergensis*.

Les *Homo erectus* asiatiques se sont éteints sans descendance à part peut-être *Homo floriensiensis* (-18 000 ans). Les *Homo erectus* européens auraient donné les *Homo neanderthalensis.* Les *Homo erectus* africains auraient donné les *Homo sapiens.* Mais d'autres hypothèses peuvent être retrouvées dans la littérature.

Les *Homo erectus stricto sensu* ont été retrouvés en Indonésie/Java (Sangiran) -1 100 000 à -730 000 ans et en Chine (Yuanmou) -1 800 000 ans et fossiles de Chine du Nord : -600 000 à -400 000 ans (14).

La capacité crânienne est en moyenne de 1 000 +/- 225 cm^3 (Java de 800 à 1 225 cm^3, Chine 915 à 1 225 cm^3) (13). Leur capacité crânienne les distingue d'*Homo habilis* ou des Australopithèques. Ils possèdent un crâne allongé postérieurement finissant en pointe au niveau occipital (Photo 22).

Le frontal est fuyant avec une forte constriction post-orbitaire et un fort bourrelet supra orbitaire (13) (Photo 21). Le maxillaire est projeté vers l'avant (31) (Photo 21). La voûte palatine se rapproche de la conformation moderne, tant par ses dimensions, qui sont à la fois légèrement plus larges et plus hautes, que par les crêtes et sillons dont elle est parcourue (31). La fosse canine est plus ou moins présente (13). La mandibule est épaisse, robuste sans ébauche de menton (31).

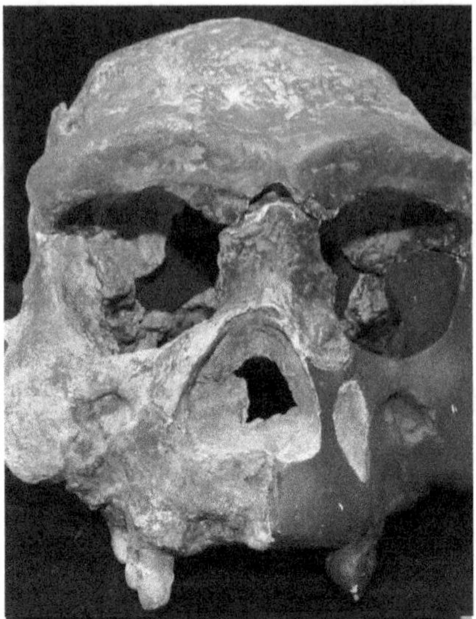

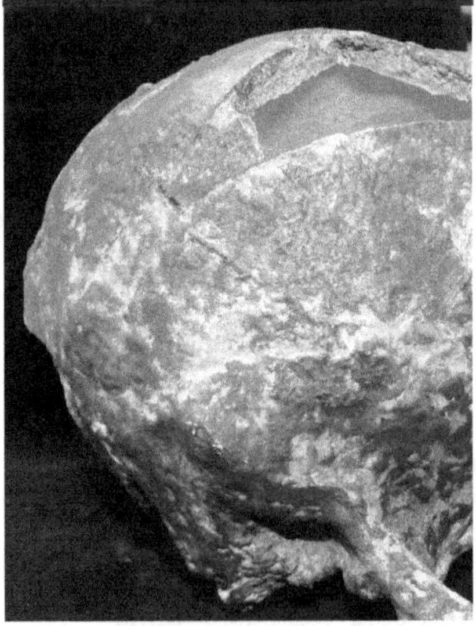

Photo 21 : *Homo erectus stricto sensu* (moulage)

Photo 22 : Vue occipitale d'*Homo erectus stricto sensu* (moulage)

Certains caractères plésiomorphes, présents chez *Homo erectus*, subsisteront chez *Homo sapiens* (13).

Concernant les dents maxillaires, les incisives sont en forme de pelle (14), convexes pour les faces vestibulaires, et concaves sur les faces palatines. La canine dépasse peu le plan d'occlusion (31). La première prémolaire a trois racines (14). La deuxième prémolaire est légèrement plus volumineuse que la première (31).

Les molaires présentent un cingulum (14). Les premières et deuxièmes molaires ont quatre cuspides. Les trois racines ont tendance à fusionner (31). Des agénésies des troisièmes molaires peuvent être notées (14).

Concernant les dents mandibulaires, les incisives ressemblent à celles de l'Homme moderne. D'autres sont en forme de pelle (fossiles les plus anciens) (31). La première prémolaire est bicuspide avec un fort développement de la cuspide linguale presque de la taille de la cuspide vestibulaire. Elle peut se subdiviser. La racine est simple avec des traces de fusion de deux racines (31). La deuxième prémolaire a un diamètre vestibulo-lingual important. Leur hauteur coronaire est basse, on note donc une brachyodontie (14). Les prémolaires présentent un cingulum (pas comme l'Homme actuel). Les molaires ont un cingulum du côté labial et cervical ; elles sont allongées et de faible hauteur (le contraire chez l'Homme actuel).

Des trois molaires, la deuxième est la plus volumineuse (14). Elles peuvent être en schéma occlusal Y5 et ridulées (14). La troisième molaire est généralement la plus petite, avec une réduction des racines et une tendance à un schéma en croix (31).

La forme d'arcade est upsiloïde. La forme des dents et leur usure sont de type humain. Les dents sont plus grandes que celles de l'Homme actuel.

Les *Homo erectus* d'Afrique ont été retrouvés en Afrique de l'Est et Afrique du Nord. Sa capacité crânienne est d'environ 800 à 1 100 cm^3 (13).

Les caractères faciaux sont plus atténués que chez les *Homo erectus* typiques (Photo 23). L'os zygomatique est plus fin, le torus supra orbitaire est affiné avec une dépression glabellaire plus marquée.

Les fossiles maghrébins ont des caractères plésiomorphes avec des caractères *erectus* atténués (14).

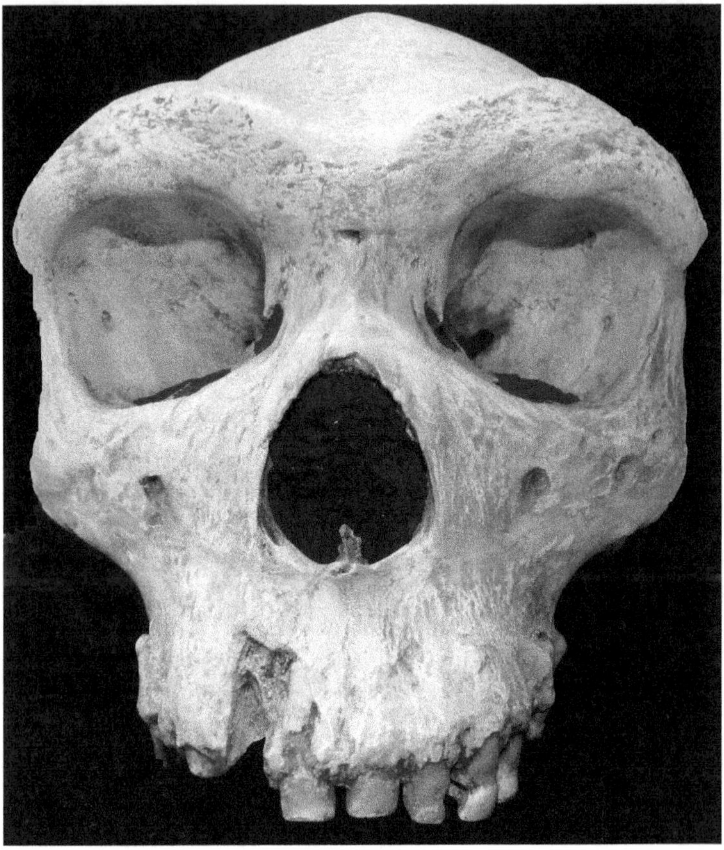

Photo 23 : *Homo erectus* d'Afrique du Nord (moulage)

La mandibule possède une symphyse fuyante avec l'ébauche d'une protubérance mentonnière (31). L'arcade dentaire est de forme parabolique.

Toutes les dents sont macrodontes, brachyodontes et taurodontes. Les prémolaires ont un cingulum mésial et distal. Elles sont bicuspides et ont deux racines (31). Les molaires ont une couronne basse, allongée et convexe. La seconde molaire est la plus volumineuse (14). La troisième molaire tend à subir une réduction. La ridulation de l'émail est peu prononcée (14).

Concernant les fossiles européens appelés *Homo heidelbergensis*, l'échantillon de fossiles retrouvés est assez grand et varié avec des sites en France comme Tautavel (-300 000 à -400 000 ans) (13), Montmaurin en Haute Garonne avec La Niche (-300 000 ans) et la grotte du Coupe Gorge (-250 000 ans) (14). Ils sont retrouvés également dans d'autres pays : en Caucase Dmanissi (-1 800 000 ans) (14) mais aussi en Allemagne Mauer (-700 000 à -650 000 ans) (13), Steinheim Allemagne (-350 000 ans), Ehringsdorf. La mise en commun de toutes les informations obtenues par ces fossiles détermine un portrait d'*Homo heidelbergensis*.

Le rétrécissement post-orbitaire est important, mais moins que chez les autres *Homo erectus* et plus que chez les *Homo neanderthalensis* (13) (Photo 24). La dépression glabellaire est nette, séparant en deux le torus supra orbitaire (13) (Photo 24). La fosse canine est absente, et l'échancrure malomaxillaire est effacée (13).

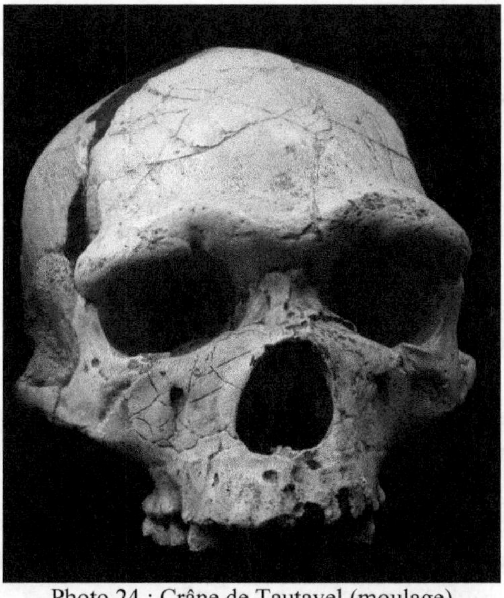

Photo 24 : Crâne de Tautavel (moulage)

La branche horizontale de la mandibule est massive avec un rameau ascendant large, montrant une robustesse confirmée par l'apophyse coronoïde courte (13). La symphyse est arrondie, fuyante, avec une absence d'éminence mentonnière (caractères simiens) (Mauer et Ehringsdorf) (13).

L'arcade dentaire est de forme parabolique (13) (Photo 25). Les dents sont d'occlusion labiodonte (bout à bout) (mandibule de Mauer) (14).

Les incisives et canines sont comparables, en taille, à celle de l'Homme actuel sauf chez les fossiles du Caucase. En effet, pour eux les incisives sont de petite taille avec des caractères plésiomorphes (14). La canine est plus grande que celle de l'Homme actuel (14). La couronne de la canine ne dépasse pas le plan occlusal. Elle peut être en forme de pelle (Grotte du Coupe Gorge) (14). Il n'existe pas de diastème entre la canine et la première prémolaire (Ehringsdorf) (14).

Les prémolaires sont similaires à celle de l'Homme actuel (taille, volume, forme…). Elles peuvent présenter un bourrelet vestibulaire (Grotte de Coupe Gorge) (14). Sur le maxillaire XXI de Tautavel, on note l'agénésie des deuxièmes prémolaires.

Les molaires sont quasiment aussi longues que larges. (Photo 26). Leur taille est comparable à celle de l'Homme actuel. Les molaires sont de types décroissants (caractère moderne) (14).

Concernant la morphologie occlusale, M1 peut avoir un gabarit évolué en X5 (Tautavel hémi-mandibule XIII) ou Y5 (avec la présence d'un tubercule mésio-vestibulaire supérieur La Niche) (14). M2 peut être de type +5 et M3 de type +4 (Tautavel hémi-mandibule XII) (Photo 26). La troisième molaire peut aussi présenter des morphologies atypiques en forme de triangle, sans hypocône, ni de tubercule de Carabelli (Steinheim) (14).

La morphologie occlusale des molaires d'*Homo heidelbergensis* est un caractère évolué.

Les dents sont usées de façon hélicoïdale comme l'Homme moderne d'âge supérieur à 40 ans (14). De nombreuses dents sont taurodontes (caractère primitif).

Tous ces *Homo heidelbergensis* sont dans un morphotype intermédiaire (14). Ils sont en évolution par rapport aux *Homo erectus stricto sensu*. Ils conduisent à *Homo neanderthalensis* (14).

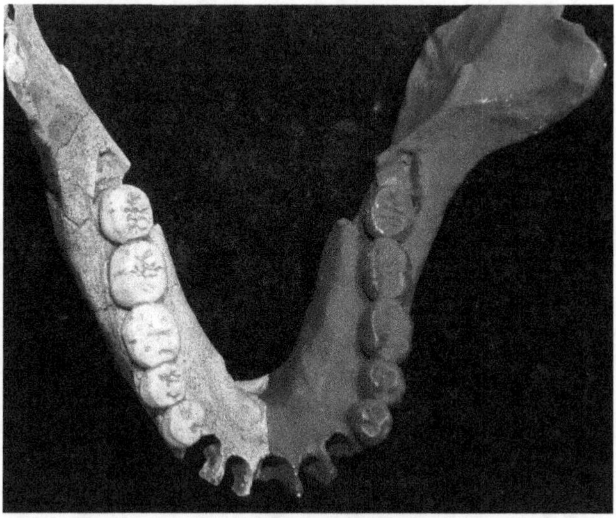

Photo 25 : Mandibule d'*Homo heidelbergensis* Tautavel (moulage)

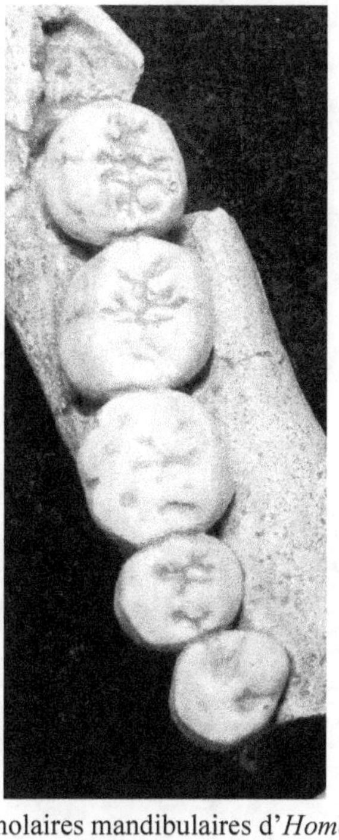

Photo 26 : Détails de molaires mandibulaires d'*Homo heidelbergensi*s, Tautavel (moulage)

Homo neanderthalensis

Homo neanderthalensis a vécu entre -135 000 et -30 000 ans (33) et coexiste avec *Homo sapiens.* Sa morphologie particulière provient de sa migration et de son isolement, lié à l'expansion des glaciers et à la variation du niveau des mers. Il migrera jusqu'au proche Orient (32). D'autres auteurs attribuent sa morphologie adaptée à la protection contre le froid.

Il pratique des enterrements et des rites funéraires. Il possède des outils avancés (bifaces et sagaies, pointes en os, travail sur bois et ivoire). Il maîtrise un art décoratif, vestimentaire, et musical. Il loge dans un habitat mobile recouvert de peaux (32). Sa disparition pour causes inconnues, est plus progressive que soudaine.

Sa capacité crânienne est de moyenne supérieure à celui de l'Homme actuel. Elle est de 1 300 à 1 600cm^3 (13). Son volume cérébral est le plus important des Homininés (33) (Photo 29). On note une augmentation de volume de la boîte crânienne au niveau de sa partie supérieure et non de la base du crâne (33). Le crâne est incliné vers l'arrière formant un « chignon osseux » au niveau de l'occipital appelé « chignon occipital » (33) (Photo 29).

Au niveau de l'articulation temporo-mandibulaire, le processus coronoïde est peu élevé, élargi et légèrement recourbé vers l'arrière. L'échancrure sigmoïde est peu profonde (32). La cavité glénoïde est peu profonde mais vaste (32) (L'Homme de la chapelle aux saints).

Il possède une morphologie atypique. Le frontal est moins aplati (13, 40) mais pas vertical comme *Homo sapiens*. Les arcades sourcilières sont distinctes et non une barre osseuse unique comme par exemple *Homo erectus* (33). Un plan oblique est créé des bords du nez jusqu'à l'arcade zygomatique donnant une absence de pommettes (10, 33). La proéminence de la base de la face a pour conséquence l'avancée du nez et des dents lui donnant un « museau néandertalien » (33). Le maxillaire est étiré vers l'avant entraînant l'arcade alvéolaire maxillaire (14). La fosse canine est absente (13, 40). Les arcades sont très larges. L'arcade alvéolaire mandibulaire est avancée par rapport à l'os basilaire créant un espace rétro-molaire important (Photo 22). Le menton avance avec un foramen mentonnier situé entre la deuxième prémolaire et la première molaire (14). Le menton est cependant toujours quasi-inexistant (7) ou seulement une ébauche fuyante (Photo 27). Les branches verticales sont larges, robustes, plus que chez l'Homme actuel.

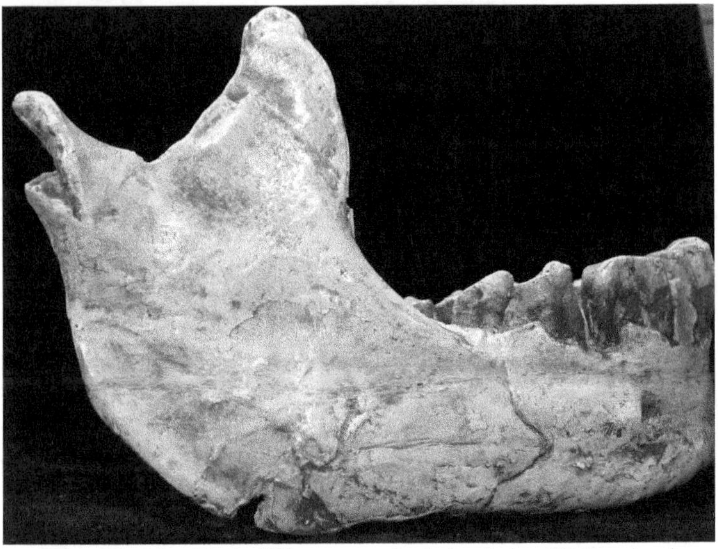

Photo 27 : Mandibule d'*Homo neanderthalensis* (profil) (moulage)

Les dents sont de volume important, toutes au même niveau (pas de dépassement de la canine). Les incisives, canines, prémolaires et molaires montrent une variabilité morphologique (14) (Fossile de Taubach).

Les incisives sont volumineuses par rapport à celles de l'Homme actuel, et de grande taille. Elles peuvent être en forme de pelle avec des racines plus longues (Heim) (14).

Les incisives étaient rapidement usées jusqu'à la racine démontrant leur utilisation pour maintenir des objets (Photo 28). La dimension des canines est dans la variabilité supérieure de l'Homme moderne. La longueur de la racine est identique à celle de l'Homme moderne (Heim) (14). Les prémolaires présentent une grande variabilité dans les dimensions (Heim) (14). Au maxillaire, la première prémolaire a le même diamètre que la deuxième prémolaire (Heim) (14). La deuxième prémolaire mandibulaire est en symétrie cruciforme à quatre tubercules comme *Homo habilis* (deux pour l'Homme moderne) (Heim) (14). Les molaires supérieures ont quatre cuspides (31). Les molaires inférieures ont toutes cinq cuspides (31). Les dents sont robustes avec M1=M2 (Heim) (14) ou M2 supérieure aux autres molaires (Taubach) (Photo 28). Les molaires maxillaires ont trois racines avec un tubercule de Carabelli (Heim) (14). Le schéma occlusal est évolué avec des gabarits +4 ou +5 ou Y5 ou Y6.

L'espace rétro molaire est une caractéristique à *Homo neanderthalensis*. En occlusion les incisives sont en bout à bout voire en articulé croisé antérieur (31).

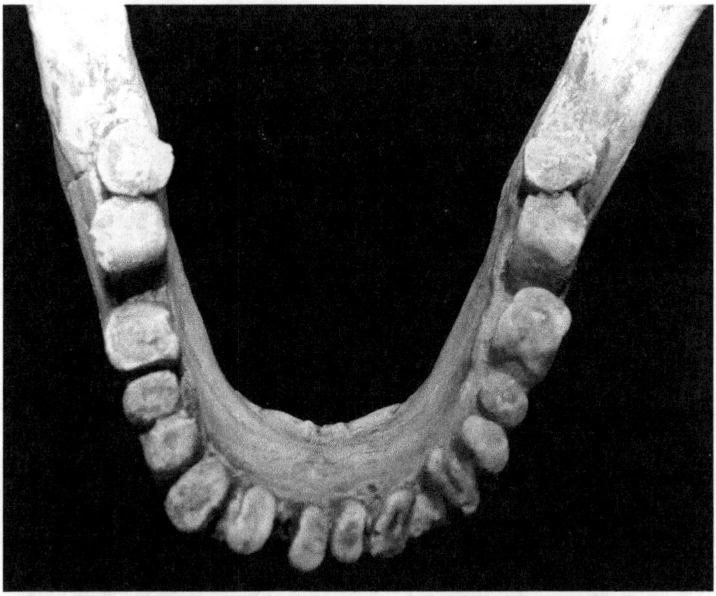

Photo 28 : Mandibule d'*Homo neanderthalensis* (moulage)

Certaines dents présentent un taurodontisme. Certains auteurs comme Keith ont fait du taurodontisme une caractéristique d'*Homo neanderthalensis*. Or, l'Homme moderne présente parfois, sur certaines dents, un taurodontisme.

La dentition de l'Homme de Néandertal et celle de l'Homme actuel sont presque similaires avec peu de variations. Par rapport à l'Homme moderne, la maturation dentaire est plus précoce avec des ordres d'éruption différents (14).

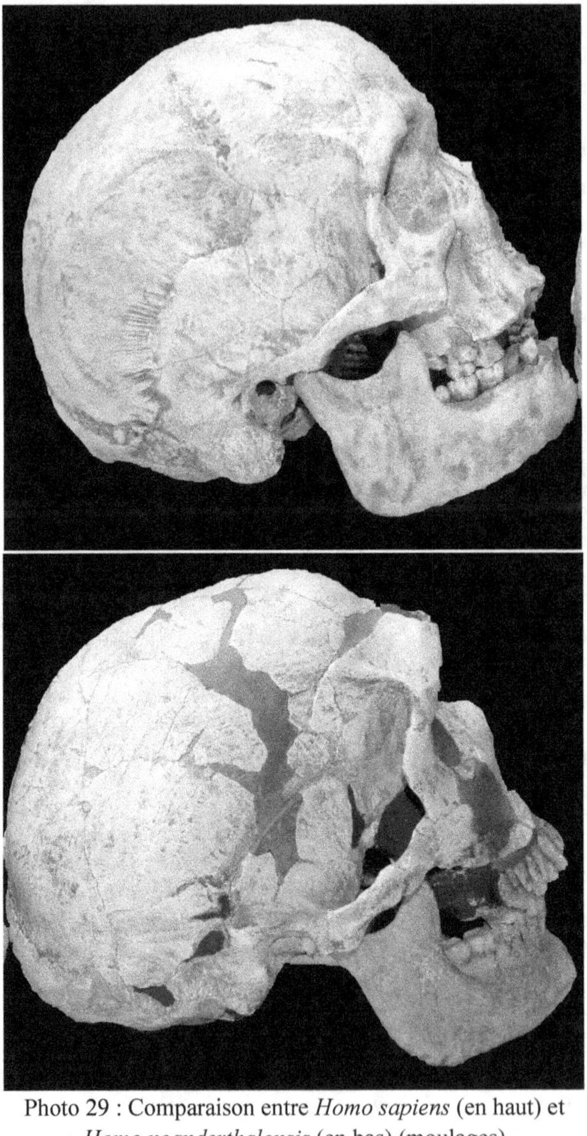

Photo 29 : Comparaison entre *Homo sapiens* (en haut) et *Homo neanderthalensis* (en bas) (moulages)

Homo sapiens

Alors que tous les autres Homininés se sont éteints, seul *Homo sapiens* reste présent. Il apparaît vers -35 000 à -40 000 ans. De nombreux fossiles sont retrouvés (Cro-Magnon, Combe–Capelle, Chancelade, Grimaldi, Kafzeh).

Sa taille et son volume cérébral sont plus élevés (33). La face est verticale, aplatie avec un front relevé (33) (Photo 30). La face est diminuée dans le sens vertical (33), courte et large par rapport à l'ensemble du crâne (Homme de Cro-Magnon, Chancelade). Les pommettes sont saillantes (7). Les reliefs sus-orbitaires sont effacés (Homme de Cro-Magnon). Les arcades sourcilières peuvent être prononcées (Combe-Capelle).

Le menton est présent dans le profil (33) droit et bien dessiné (Kafzeh) (Photo 31) (14) : (caractères modernes). Il n'est plus prognathe (Cro-Magnon) ou peut présenter une légère prognathie maxillaire (Grimaldi). Le maxillaire étroit présente un palais peu profond (31). La mandibule est toujours solide et les insertions musculaires et ligamentaires montrent des muscles puissants (33). Elle possède des branches larges et peu inclinées.

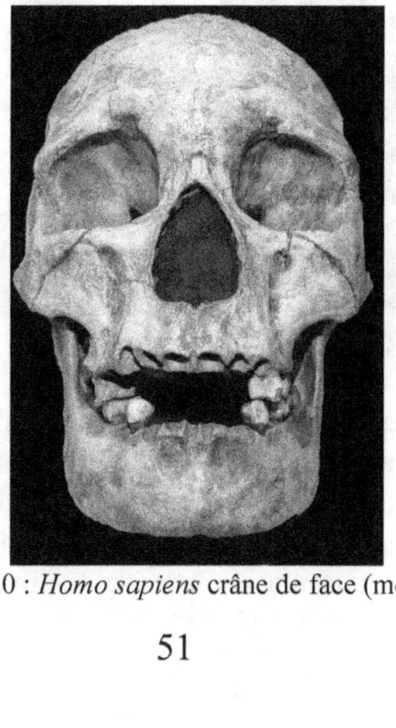

Photo 30 : *Homo sapiens* crâne de face (moulage)

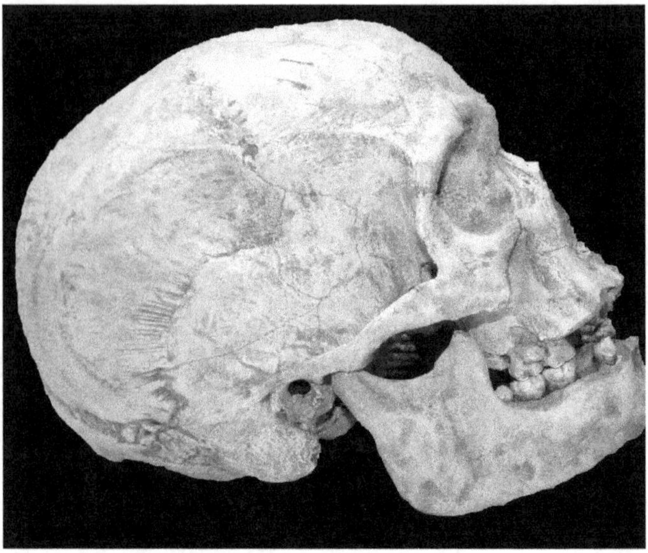

Photo 31 : *Homo sapiens* crâne vue de profil (moulage)

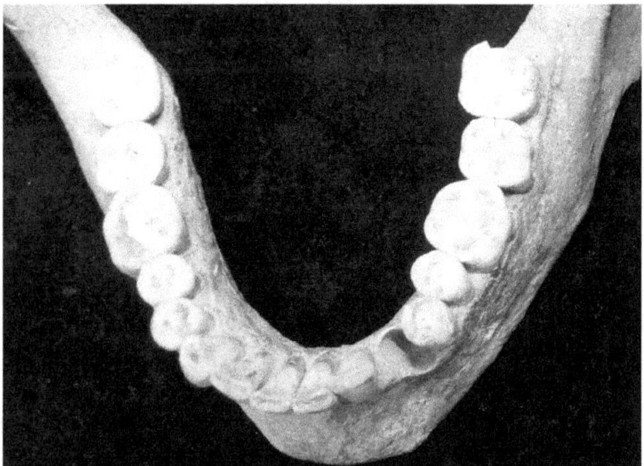

Photo 32 : Mandibule d'*Homo sapiens* (moulage)

Sa denture est comparable à celle de l'Homme actuel. Le taurodontisme est rare (14). L'occlusion est psalidodonte comme l'Homme moderne (Kafzeh) (14). Le groupe incisivo-canin supérieur recouvre l'inférieur sur le tiers de la face vestibulaire des couronnes. Cette occlusion est la conséquence du recul de l'arcade alvéolo-dentaire mandibulaire. Cela permet de creuser le profil en une dépression mandibulaire antérieure (incurvation mandibulaire) mettant en avant le menton (14).

Les incisives sont en forme de pelle (Cro-Magnon) (33). Les canines sont volumineuses (Cro-Magnon). Le nombre et le volume des cuspides sont plus réduits que chez les autres Homininés, surtout les deuxièmes et troisièmes molaires (14) avec parfois des agénésies des troisièmes molaires (Cro-Magnon) (Photo 32). Pour Grimaldi, les molaires maxillaires ont quatre cuspides et les mandibulaires cinq (14).

L'Homme actuel apparaît avec les populations du Mésolithique et Néolithique faisant suite aux *Homo sapiens* décrits.

Evolution de la denture : influences de l'environnement climatique, culturel et de l'alimentation

Après avoir présenté les caractéristiques dento-crânio-faciales de ces Homininés, il est intéressant d'observer l'évolution dentaire dent par dent.

Concernant les incisives, dès les Australopithèques, elles sont implantées verticalement. Leur évolution conduit vers une atténuation des reliefs (mamelons et cingulums ou tubercules supplémentaires au niveau des faces linguales). Concernant leur taille, les incisives diminuent en taille réelle à peu près progressivement. Cependant, elles ont augmenté de taille par rapport aux dents jugales dès les premiers *Homo*. Les Paranthropes et les Australopithèques ont des incisives moins développées que les dents jugales.

Au cours de l'évolution, la taille des canines a diminué. Elles étaient volumineuses chez les Australopithèques et Paranthropes dépassant même le plan d'occlusion chez les mâles avec un diastème en antagoniste (caractère de dimorphisme sexuel). Jusqu'à l'Homme actuel, la canine a diminué en taille réelle et relative (par rapport au poids du corps). Il ne s'agit plus chez l'Homme actuel d'un caractère de dimorphisme sexuel. La canine de l'Homme actuel a conservé des caractéristiques des premiers Homininés avec des reliefs fortement atténués.

Pour les prémolaires, on observe une réduction volumétrique progressive et une simplification de la morphologie occlusale même si chez *Homo neanderthalensis*, la morphologie est très variable. Le nombre de racines diminue (de trois à deux pour la première prémolaire maxillaire et de deux à une pour la deuxième prémolaire mandibulaire). Il s'observe également un changement d'ordre de grandeur entre les premières et deuxièmes prémolaires mandibulaires (31).

Chez *Homo sapiens*, le nombre et le volume des cuspides au niveau des molaires sont plus réduits que chez les autres

Homininés surtout pour les deuxièmes et troisièmes molaires. Depuis les Australopithèques, la morphologie occlusale des molaires s'est simplifiée, le nombre de cuspides a diminué. La morphologie occlusale tend vers des gabarits simplifiés type Y et surtout X (cruciforme).

Leur volume a diminué depuis les premiers *Homo* par rapport aux Australopithèques et Paranthropes ce qui a permis de trouver un équilibre entre les dents antérieures et jugales. L'évolution semble s'être fait à des degrés divers sur les trois molaires. Celle qui a le plus évolué est incontestablement la troisième molaire. Elle était la plus volumineuse chez les Australopithèques et Paranthropes. Dès les premiers Homo, la tendance s'est inversée jusqu'à chez l'Homme actuel où M1>M2>M3. Sur plusieurs fossiles décrits, il existe des agénésies des troisièmes molaires tout comme chez l'Homme actuel.

Les traits spécifiques de notre denture actuelle sont à rechercher dans des caractères non spécialisés ayant finalement peu évolué jusqu'à nos jours (14). L'étude de la denture permanente des Homininés et de l'Homme moderne montre une évolution depuis les reptiles mammaliens. La denture humaine n'est pas passée par une morphologie simienne (14).

Les Australopithèques se sont détachés très tôt en donnant une véritable spécificité dentaire et de l'appareil manducateur à leurs descendants (Paranthropes). Depuis *Homo habilis*, des caractères plésiomorphes se sont maintenus jusqu'à *Homo sapiens* alors qu'ils ont évolué chez *Homo erectus* ou *Homo neanderthalensis* (14).

L'évolution des dents confirme une évolution générale buissonnante. Les *Homo sapiens* fossiles et actuels présentent tous des particularités anatomiques dues à la distribution démographique, les facteurs environnementaux et à leur propre évolution.

Les facteurs qui ont influencé l'évolution des Homininés sont multiples. Trois sont primordiaux : l'environnement climatique, l'alimentation et la naissance de la culture. Chaque facteur est en étroite connexion avec l'autre. En effet, le changement climatique ouvre de nouvelles niches écologiques et permet un changement d'alimentation. La nourriture, grâce aux outils et l'apparition de la culture, sera préparée, cuisinée, stockée, cuite.

La comparaison sera d'abord faite entre les Australopithèques et les Paranthropes.

Concernant le climat, les Australopithèques vivaient dans des régions boisées relativement humides (2). *Australopithecus afarensis* vivait en Ethiopie au Kenya, *Australopithecus africanus* en Afrique du Sud, *Australopithecus anamensis* au Kenya et *Australopithecus bahrelghazali* au Tchad. Cet environnement boisé et humide offrait une grande diversité de milieux allant d'une prairie herbeuse à la forêt (2). Par exemple, Kanapoi (*Australopithecus anamensis*) était une zone forestière et de savane arborée. Laetoli (*Australopithecus afarensis*) était une savane plantée d'acacias et de fourrés épais soit humide ou semi-aride. Hadar (*Australopithecus afarensis*) et Bahr el Ghazal (*Australopithecus bahrelghazali*) étaient composés d'îlots boisés ou de forêts proches des rivières. En Afrique du Sud, il s'agit également d'un paysage forestier et humide, bordé de prairies (*Australopithecus africanus*) (2, 4, 5, 8, 9, 11). La température est chaude de -5,3 à -2,7 millions d'années avec trois périodes froides. A partir de -3,3 millions d'années, la température commence à refroidir progressivement (2).

Concernant l'environnement des Paranthropes, ces derniers vivaient dans des savanes boisées relativement sèches. En effet, les forêts et prairies humides se rencontrent jusqu'à -2,6/-2,4 millions d'années, puis s'ensuit une période de sécheresse permettant le développement de savanes à la place des régions boisées (2). Ce changement climatique serait dû à la formation du Rift occidental (2, 8, 9, 11, 41). Au niveau de la flore s'observe une diminution des pollens d'arbres au profit des graminées (2). Au niveau de la faune se développent des espèces adaptées aux espaces découverts se nourrissant de nourriture plus coriace (2). La température devient de plus en plus froide jusqu'à -2 millions d'années (2). C'est durant cette période que s'observent les changements dans la faune des mammifères et des Homininés (2). Yves Coppens a nommé l'(H) *Omo event*, cette crise climatique qui permettrait l'arrivée des premiers *Homo* (*Homo habilis* et *Homo rudolfensis*) et les *Paranthropus* (2, 8, 9, 11).

Connaître l'alimentation des Homininés est essentielle pour comprendre leur évolution et mode de vie. Les microstries observées sur les faces occlusales des dents permettent de déterminer le régime alimentaire (29).

Chez les Australopithèques, le développement des molaires, de la mandibule, des muscles temporaux montre un système masticateur puissant. Il est dû à une nourriture très coriace demandant un bon broyage des molaires mais utilisant très peu les incisives. D'après leur morphologie dentaire et faciale, ils étaient habitués à une nourriture coriace à dominance végétale comme des fruits, feuilles, légumes (polissage des incisives) et de racines, tubercules (des grains abrasifs créent des cratères au niveau des molaires) ainsi que très peu de viande (33).

Le système masticateur des Paranthropes est très puissant, dû à une alimentation dure (tubercules, noix, rhizomes...). Cependant, il a été démontré qu'ils mangeaient également des fruits et occasionnellement de la viande (33). Pour expliquer ce développement de l'appareil masticateur, on suppose que les *Paranthropus* se sont spécialisés dans la recherche de nourriture sous terre en cas de famine (33).

En les comparant morphologiquement, la distance entre M1 supérieure et l'articulation temporo-mandibulaire est longue chez les Australopithèques, mais courte chez les Paranthropes. L'arcade zygomatique des Paranthropes est plus robuste que celle des Australopithèques (Photo 33) avec un point d'origine au niveau des prémolaires, et non au niveau des molaires comme chez les Australopithèques. Le prognathisme des Paranthropes est moins prononcé que chez les Australopithèques mais, il reste toujours présent.

Toutes ces différences permettent une puissance masticatrice plus importante (2, 3, 4, 23, 24, 38, 39, 42, 44, 49, 50). Le corps mandibulaire chez les Paranthropes est plus robuste que pour les Australopithèques (Photo 34).

Chez les Paranthropes, l'insertion des masséters est plus haute que chez les Australopithèques, ce qui leur donne plus de puissance. Les crêtes sagittales sont présentes plus fréquemment chez les mâles permettant également une augmentation de puissance de l'appareil masticateur (Photos 33, Figure 5). La constriction post-orbitaire chez les Paranthropes est beaucoup plus marquée que chez les Australopithèques témoignant de l'épaisseur et de la puissance de leur musculature (2) (Figure 5). Le muscle temporal, chez les Paranthropes, est orienté vers les prémolaires-molaires, leur conférant plus de puissance masticatrice que les Australopithèques (muscle temporal orienté vers les dents antérieures) (2).

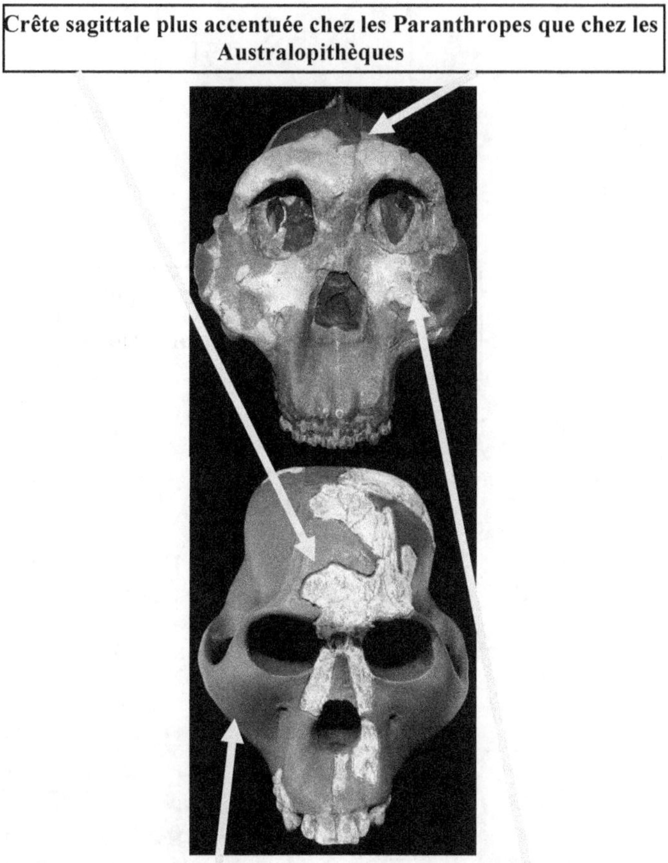

Photo 33 : Comparaison entre *Paranthropus boisei* et *Australopithecus africanus*, crânes vue de face (moulages)

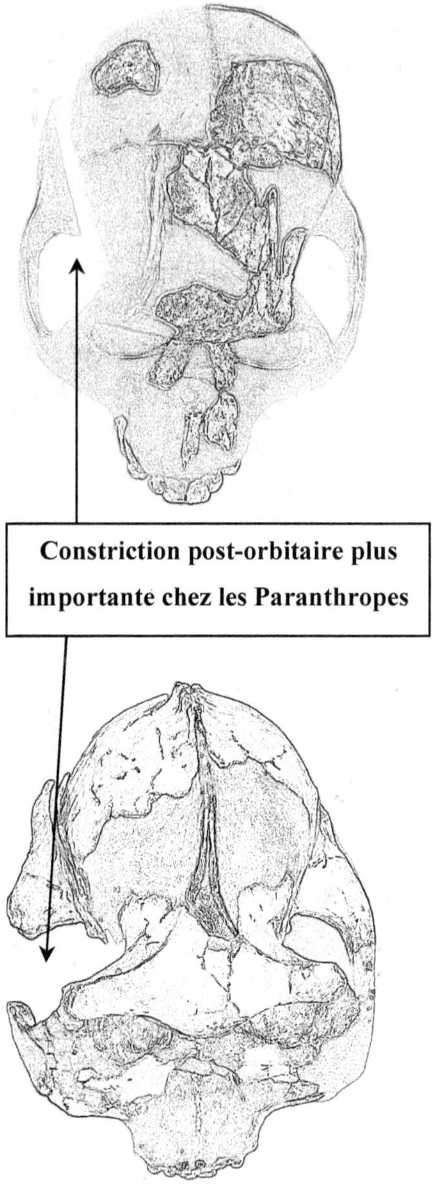

Figure 5 : Comparaison entre *Australopithecus africanus* en haut et *Paranthropus robustus* en bas (dessins en vue de dessus) (2)

Les Paranthropes possèdent des dents jugales très développées par rapport à celles des Australopithèques (Photo 34). Les dents antérieures sont, quant à elles, peu développées (2). D'après Mc Henry, en taille relative, l'aire occlusale des molaires est très développée chez les Paranthropes par rapport aux Australopithèques (30). Il est intéressant de remarquer que les gorilles, avec un poids beaucoup plus élevé, possèdent une aire occlusale des molaires, comparable à *Paranthropus boisei*. Cela confirme leur puissance masticatrice (30).

L'émail est, chez les Paranthropes, beaucoup plus épais que chez les Australopithèques. Les diastèmes et les canines dépassant le plan d'occlusion, chez les Paranthropes, sont moins présents que chez les Australopithèques (2).

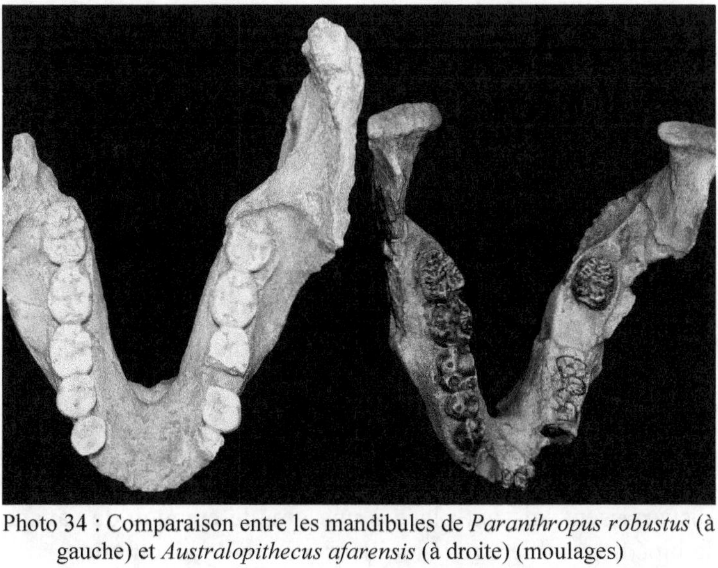

Photo 34 : Comparaison entre les mandibules de *Paranthropus robustus* (à gauche) et *Australopithecus afarensis* (à droite) (moulages)

Les Australopithèques et les Paranthropes possèdent de nombreuses différences accentuant la puissance masticatrice des Paranthropes. Leur nourriture était assez semblable et diversifiée, même si les Paranthropes se seraient spécialisés dans la recherche de nourriture souterraine, poussiéreuse et coriace. Cette spécialisation pourrait être due à la modification du climat (température) qui a transformé l'habitat des

Australopithèques (régions boisées et humides) en une savane relativement sèche, ce qui a modifié la faune et la flore environnante. Pour survivre, face à ces différences d'habitat, les Paranthropes auraient développé des caractéristiques propres permettant de compenser l'absence d'outils et de permettre leur nutrition et leur reproduction. Cependant, des nuances sont constatées. En effet, les Australopithèques et Paranthropes ne sont pas tous en opposition. Par exemple, *Paranthropus aethiopicus*, le plus ancien des Paranthropes, a des reliefs plus affinés et se rapproche morphologiquement d'*Australopithecus afarensis*. Malgré leurs différences, ils conservent des caractères communs. L'appareil masticateur est développé chez ces deux genres par rapport aux *Homo*. Ils possèdent tous deux une petite capacité crânienne, une robustesse de la mandibule, de l'arcade zygomatique, de la constriction post-orbitaire, ainsi que des dents jugales volumineuses où M1<M2<M3 (Photo 35). Le prognathisme est présent chez ces deux espèces à des degrés divers. Seulement, chez les Paranthropes, leur robustesse est très développée.

La comparaison doit être faite entre les Paranthropes et la lignée *Homo*. Concernant l'environnement climatique, les Paranthropes ont coexisté avec les Premiers *Homo* (*Homo habilis* et *rudolfensis*). Les premiers *Homo* ont donc vécu dans des savanes boisées relativement sèches (2), avec une température refroidie. Puis, le climat continue de se détériorer vers -1,8 million d'années avec des phases froides où *Homo ergaster* et *Homo erectus* se développent pendant que les derniers Paranthropes (*Paranthropus robustus* et *Paranthropus boisei*) s'éteignent (2). Les derniers espaces forestiers disparaissent laissant place à une grande étendue de savane où la bipédie semble être le meilleur moyen de locomotion.

Par rapport à leur alimentation, les Paranthropes avaient une nourriture variée mais étaient spécialisés dans la nourriture sous terre donc coriace et poussiéreuse, ce qui pourrait expliquer leur appareil masticateur très développé.

Les premiers *Homo* (*habilis, rudolfensis*, *ergaster*) ainsi qu'*Homo erectus* avaient deux options dues au changement climatique (48) : soit leur alimentation était basée sur des niches rares et proches (extinction). Soit ils développaient des caractéristiques dento-crânio-faciales leur permettant une nouvelle alimentation (ressources de la savane : racines, graines et tubercules) (48).

Leur régime alimentaire semblerait moins coriace (33). Les usures hélicoïdales au niveau des faces occlusales des dents permettraient de penser à un régime omnivore (10, 14). Les Premiers *Homo* se nourrissent de végétaux, mais aussi de rhizomes, de noix et d'un peu de viande (33). Ils ont su créer une niche écologique particulière : au cours des saisons humides, ils se nourrissaient beaucoup de végétaux et au cours des saisons sèches ils consommaient des noix mais aussi de la nourriture souterraine (tubercules, rhizomes) cherchées à l'aide d'outils (33).

Les premiers *Homo* ont donc développé de nouvelles caractéristiques dento-crânio-faciales suivant leur alimentation. La grandeur des incisives peut être due à une incision plus importante des aliments (48). Ils consomment des aliments qui requièrent plus d'incision qu'*Australopithecus* et *Paranthropus* (48). Leur régime omnivore avec une nourriture moins coriace nécessite moins l'appareil musculaire manducateur entraînant une diminution volumétrique et une simplification de la morphologie occlusale des prémolaires, molaires (33). De plus, les premiers *Homo* sont charognards et consomment plus de viande ainsi que la moelle très nutritive ; ils chassent du petit gibier.

En revanche, à partir d'*Homo erectus*, les fossiles du genre *Homo* possèdent les incisives, plus petites, caractéristiques d'une alimentation plus riche et plus carnée, remplaçant l'ancien régime (végétaux durs et fibreux) des premiers *Homo*. C'est un chasseur de grandes proies grâce à des outils plus spécialisés et travaillés. Chasser et ne plus être des charognards leur permet de manger les morceaux les plus nutritifs, et aide au développement cérébral (48). *Homo neanderthalensis* et *Homo sapiens* chasseront et ne seront plus des charognards.

La stratégie alimentaire des Premiers *Homo* est opportuniste permettant leur survie. A partir d'*Homo erectus*, la chasse diversifie l'alimentation, accroît le développement cérébral, et perfectionne les techniques de chasse, de préparation des aliments, favorisant une meilleure mastication et surtout une meilleure survie (33).

Dès les premiers *Homo,* apparaissent des techniques facilitant le quotidien et donc permettant une diminution des forces masticatrices par rapport aux Australopithèques et Paranthropes. Ces premiers *Homo* ont commencé à cuisiner, stocker, et conserver la nourriture (48). Ils détiennent une ébauche de culture.

Homo erectus a été le premier à utiliser régulièrement des outils en pierre (les premiers outils en bois comme le bâton à fouir ont été détruits et auraient pu être utilisés déjà par les premiers *Homo* et même *Paranthropus*) (33). Les outils étaient utilisés pour se nourrir permettant une diversification de l'alimentation et facilitant ou ayant pu accélérer l'évolution crânio-dento-faciale (48). Les outils en pierre permettaient de hacher la viande, découper les animaux (48).

Les premiers *Homo*, puis surtout *Homo erectus* ont eu une nourriture préparée nécessitant moins leur appareil manducateur car facilitant la digestion. *Homo erectus* est le premier *Homo* utilisant de façon fréquente les outils pour rechercher la nourriture ou encore la préparer (48).

De plus, *Homo erectus* maîtrise le feu, réalise les premières habitations perfectionnées protégeant du froid et des intempéries. Ces techniques lui permettent de cuire la viande, de se protéger, mais aussi de mieux chasser ce qui lui permet de manger plus de viande et donc de développer une capacité cérébrale plus importante. Par la suite, les autres *Homo* (*Homo neanderthalensis*, *Homo sapiens*) vont continuer à se perfectionner dans la fabrication d'outils ayant des tâches de plus en plus diverses leur permettant une meilleure chasse, une meilleure préparation des aliments qui sollicitera de moins en moins l'appareil manducateur qui va s'affiner.

Concernant l'articulation temporo-mandibulaire, la distance entre elle et M1 pour les Paranthropes est courte témoignant de sa puissance. Dès les premiers *Homo*, la distance se réalise entre l'articulation temporo-mandibulaire et M2/M3 ce qui leur donne moins de puissance pour la mastication (27, 34, 36, 42, 52).

A partir de la lignée *Homo*, les reliefs osseux sont atténués par rapport aux Australopithèques et surtout par rapport aux Paranthropes (Photo 36).

L'arcade zygomatique et le malaire chez les *Homo* sont moins robustes (27, 34, 36, 42, 52) (Photo 35). Le prognathisme devient de moins en moins prononcé pour arriver à une face orthognathe (*Homo sapiens*).

Dès les premiers *Homo*, la capacité crânienne augmente par rapport aux Australopithèques et Paranthropes (peu de variation, autour de 500 cm^3) (2, 3, 16, 18, 19, 42, 45, 46, 49). Cependant, au sein des différents *Homo*, l'augmentation de la capacité crânienne n'est pas croissante et linéaire puisque *Homo neanderthalensis* est l'Homininé possédant la capacité crânienne la plus élevée.

Les crêtes sagittales présentes chez les mâles Paranthropes ne sont plus présentes chez les *Homo* (Photo 35). La constriction post-orbitaire chez les *Homo* est moins marquée que chez les Australopithèques et surtout chez les Paranthropes (Photo 35).

Absence de crête sagittale chez *Homo habilis*

Constriction post-orbitaire moins marquée chez *Homo habilis*

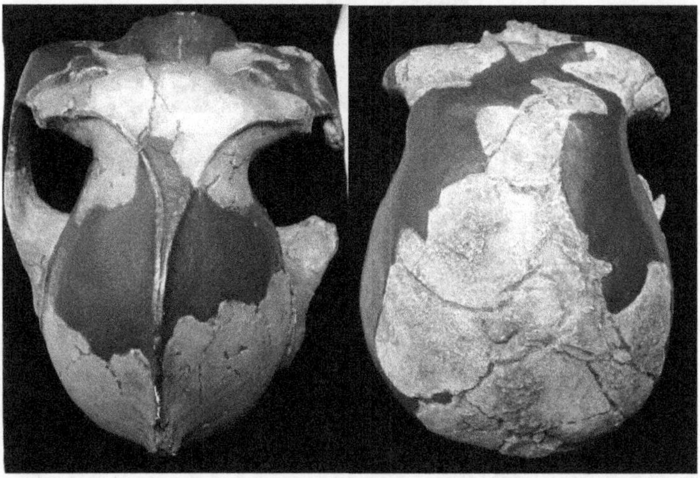

Photo 35 : Comparaison entre *Paranthropus boisei* (à gauche) et *Homo habilis* (à droite) en vue supérieure (moulages)

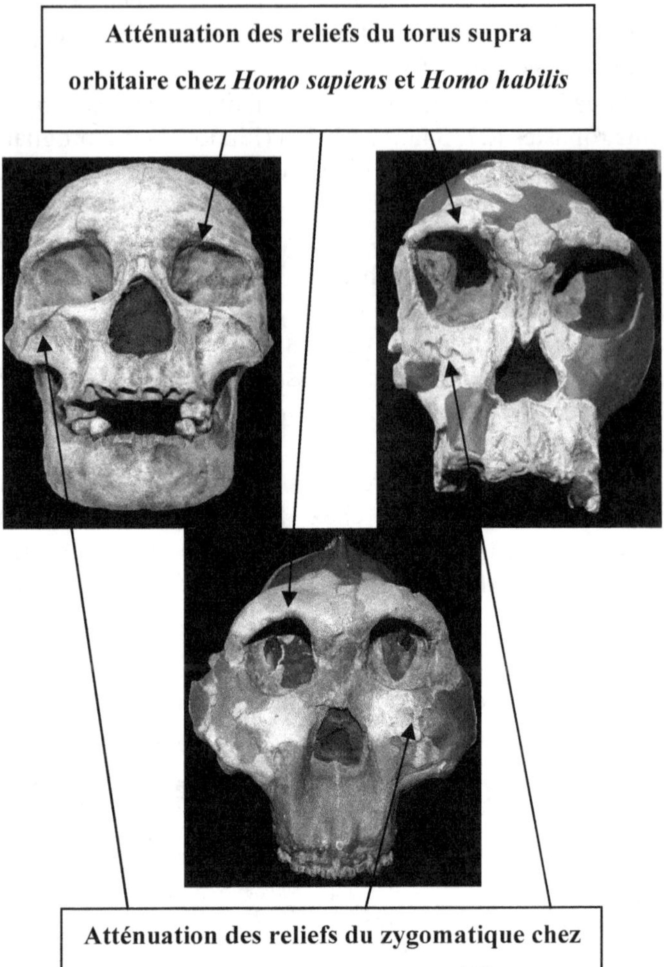

Photo 36 : Comparaison entre *Homo sapiens* (à gauche), *Homo habilis* (à droite) et *Paranthropus boisei* (en bas) (moulages)

Le corps mandibulaire, la branche mandibulaire et les arcades dentaires chez les *Homo* s'affinent, et sont plus petites que celles des Australopithèques et Paranthropes. Concernant la denture, dès les premiers *Homo*, les incisives deviennent plus grandes en taille relative. Les canines ne dépassent plus le plan occlusal, elles deviennent moins volumineuses et ne correspondent plus à un caractère de dimorphisme sexuel. Ce dimorphisme sexuel, par rapport aux canines, existait chez les Paranthropes mais à un degré moindre que chez les Australopithèques.

Les prémolaires et molaires sont moins volumineuses et plus petites (48) en taille réelle et relative (Photo 37). En effet, d'après l'étude de Mc Henry, pour le même poids qu'un Paranthrope, *Homo habilis* possède une aire occlusale des molaires beaucoup moins volumineuse (30).

Le volume des dents jugales diminue jusqu'à *Homo sapiens* qui possède un poids plus élevé que les Australopithèques mais une aire molaire-prémolaire moins importante (30). Les troisièmes molaires diminuent en taille permettant d'observer M1>M2>M3 (*Homo neanderthalensis* et *Homo Sapiens*) ou M1=M2>M3 chez les premiers *Homo* (35). La morphologie occlusale des prémolaires et molaires se simplifie jusqu'à observer chez *Homo neanderthalensis* et *Homo sapiens* des gabarits évolués en Y5, Y4 ou encore en X.

L'émail très épais chez les Paranthropes est moins épais chez les fossiles de la lignée *Homo* (35).

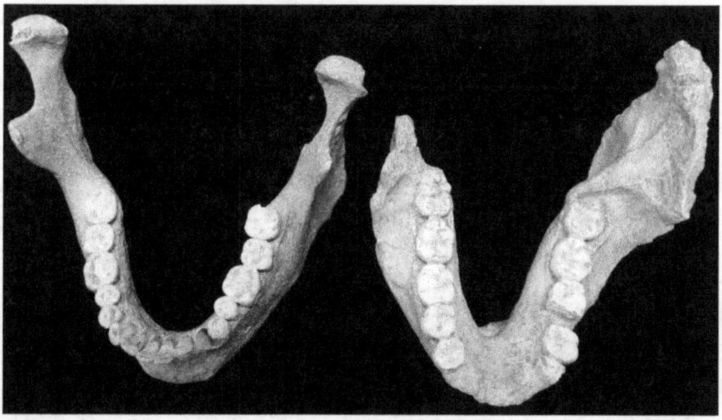

Photo 37 : Comparaison entre la denture d'*Homo sapiens* (à gauche) et *Paranthropus robustus* (à droite) (moulages)

Les Paranthropes et les premiers *Homo* ont coexisté. Ils ont vécu dans le même habitat et climat. Puis, alors que la température continuait à baisser, les derniers Paranthropes ont disparu et seul le genre *Homo* est resté et s'est développé. Face au même environnement, les Paranthropes et les *Homo* ont choisi deux stratégies différentes.

Les Paranthropes ont conservé à peu près la même alimentation que les Australopithèques en se spécialisant au niveau de la nourriture souterraine qui serait plus foisonnante dans la savane qu'en milieu forestier. Pour cela, leur système masticateur très puissant se serait développé.

Les premiers *Homo* ont choisi d'élargir leur niche écologique, d'accéder à une nutrition différente. Pour cela, ils vont utiliser les premiers outils pour préparer la nourriture, la stocker, chasser. Ils vont diversifier leurs actions, les perfectionner. Le fait de manger plus de viande va permettre le développement cérébral, surtout chez *Homo erectus* (48). Ils ont emprunté une voie différente. Grâce aux outils, ils n'ont pas eu besoin de développer de fortes puissances masticatrices et donc, leur appareil masticateur s'est affiné, étant moins vital que pour les Paranthropes.

Entre les Australopithèques et les Paranthropes, le climat et, par conséquent, l'alimentation ont été des facteurs déterminants dans l'évolution dento-crânio-faciale de ces deux genres. Concernant les premiers *Homo* et les Paranthropes, la naissance de la culture par l'utilisation d'outils a permis d'apporter de l'aide à la physiologie, de découvrir de nouvelles niches écologiques. D'ailleurs, *Homo erectus* est parti d'Afrique pour conquérir d'autres espaces, ce qui montre qu'il a pu devenir plus indépendant du climat, de la faune et de la flore.

L'évolution des Homininés ne se fait pas d'une façon linéaire et régulière. Des hypothèses sur leur évolution suivant certains facteurs sont établies, mais elles ne peuvent pas être vérifiées et sûres. D'ailleurs, certains fossiles remettent en cause sans cesse les théories établies.

Par exemple *Homo rudolfensis* possède une capacité crânienne importante (caractère dérivé) par rapport à *Homo habilis*, cependant il possède une mandibule large et robuste (caractère archaïque comme les Australopithèques et les Paranthropes) (2, 27, 34, 36, 42, 52). *Homo rudolfensis* bouleverse les schémas simplistes où une face robuste correspond à un petit cerveau et inversement (33).

Egalement *Homo neanderthalensis* possède une plus grande capacité crânienne qu'*Homo sapiens* prouvant que l'augmentation de la capacité crânienne n'a pas été chronologiquement croissante. En ce sens, l'évolution des Homininés au sein même d'un genre est buissonnante.

Hypothèses d'évolution envisageables et impact de l'évolution sur notre pratique clinique

D'après l'évolution générale des caractéristiques faciales et de la denture, plusieurs hypothèses peuvent être formulées concernant l'évolution vers l'Homme du futur suivant différents facteurs.

Concernant l'alimentation, une gracilisation du système masticateur chez l'homme ne serait pas un inconvénient, puisque nous mangeons de plus en plus de choses molles.

Quels que soient notre alimentation et l'état de la denture, l'apport social et médical de notre société compense tout problème de mastication. En effet, de par notre profession, nous permettons une réhabilitation buccale fonctionnelle entraînant une mastication correcte chez des édentés partiels ou totaux.

Par contre, il est évident que si l'on mastique moins, les os pourraient être moins solides avec un amincissement de la branche montante, une réduction des arcades et forcément une réduction musculaire (muscles masticateurs). Mais ces changements pourront se réaliser sur un individu sans pour autant se transmettre à sa descendance (mutation épigénétique et non génétique).

Une évolution de la denture pourrait être observée. Or, l'alimentation ne sera pas une contrainte évolutive car la moindre contrainte est compensée par le culturel. En absence de toute contrainte, toute évolution génétique est possible. Au niveau de la denture, il pourrait s'observer :

_ Des dents plus petites ou plus grandes.

_ Des dents moins volumineuses ou plus grosses.

_ Un email plus fin ou plus épais.

_ Des schémas occlusaux simplifiés ou plus complexes, sans altérer leurs fonctions (incisives, canines, prémolaires et molaires bien différenciées).

_ Des agénésies ou des dents surnuméraires.

Certains gènes pourraient avoir plus de facilité pour muter. Les gènes liés à certaines dents sont peut-être plus faciles à muter que d'autres. Mais, il ne faut pas oublier qu'une mutation doit être transmise pour permettre la reproduction. De nos jours, avec notre pratique dentaire, avoir des dents plus ou moins volumineuses, avec un émail plus ou moins épais ne permet pas une reproduction plus importante de l'individu.

De plus, notre profession compense la physiologie ou le vécu dentaire du patient en permettant une mastication fonctionnelle.

L'Homme actuel, grâce à la culture et à la technologie arrive à s'affranchir des conditions climatiques. Il est désormais possible de vivre dans des milieux très froids ou très chauds sans avoir besoin d'une mutation anatomique puisque cette adaptation physiologique est compensée par d'autres moyens : habits, système de chauffage ou de climatisation, isolation...

L'évolution ne se fait pas de façon linéaire, dans un seul sens, fatalement. Des hypothèses peuvent être émises mais personne ne peut prévoir l'évolution. Certaines caractéristiques de l'Homme du futur peuvent être envisagées, cependant elles sont hypothétiques.

Par exemple, la troisième molaire n'a plus de fonction, certaines personnes présentent de plus en plus d'agénésies des troisièmes molaires. Cette dent, en temps normal, n'a plus de rôle. Cependant, il n'est pas obligatoire que cette dent disparaisse de l'arcade. Elle peut très bien y rester malgré son absence de fonction car cela n'aura aucun impact sélectif sur les individus. Par exemple, si l'avulsion des dents de sagesse est réalisée chez un patient, cela ne changera rien au cours de sa vie.

De plus, certains phénomènes pourraient bouleverser « l'évolution génétique » et entraîner des mutations rapides : accidents nucléaires, ou encore innovations technologiques (clonage...) (21). Dans ce cas-là, il s'agirait d'une sélection médicale, sociale et non d'une sélection naturelle. L'évolution serait choisie ou accidentelle à partir d'une technologie humaine.

Un lien peut être établi entre l'évolution de l'Homme et notre pratique clinique.

Les problèmes que posent les dents de sagesse lors de leur éruption proviennent de l'évolution des Homininés vers l'Homme moderne.

En effet, la réduction des arcades entraîne une perte de place pour l'éruption des troisièmes molaires. Il s'agit surtout des molaires mandibulaires (Figure 6).

En général, les troisièmes molaires maxillaires sont souvent petites, à trois cuspides, et arrivent, malgré le manque de place, à faire leur éruption en se vestibulant.

Cependant, les troisièmes molaires mandibulaires sont souvent volumineuses. Certaines possèdent des caractères archaïques, puisqu'elles ont parfois une cinquième cuspide. Or, au cours de l'évolution, la largeur et longueur des arcades diminuant, elles n'ont plus de place pour faire leur éruption.

Elles peuvent donc entraîner des accidents infectieux (péri coronarite…) mais aussi des fêlures ou résorption de la racine distale de la deuxième molaire, ou encore des dysharmonies dento-dentaires. Elles peuvent également se carier plus facilement.

Elles sont donc souvent avulsées. Elles peuvent toutefois trouver leur utilité pour effectuer leur rôle de mastication si les autres molaires ont été avulsées. Elles sont également utiles en tant que pilier de bridge ou lors d'un traitement orthodontique.

Le problème d'éruption des dents de sagesse est très récurrent. Il ne se poserait pas si nous possédions un espace rétro molaire important, comme chez *Homo neanderthalensis*.

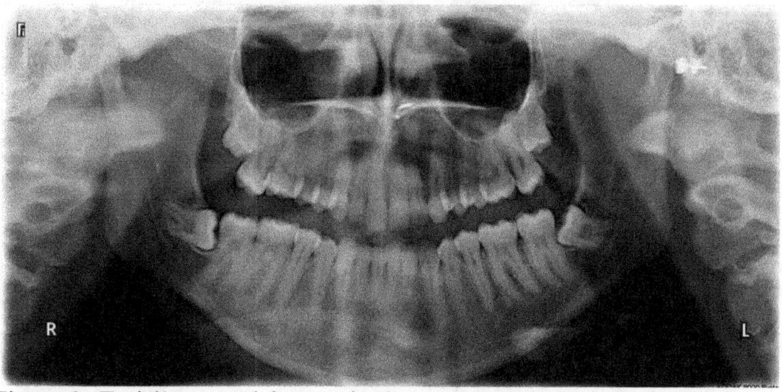

Figure 6 : Troisièmes molaires enclavées ne pouvant pas poursuivre leur éruption

Certains caractères primitifs se retrouvent encore chez certains de nos patients.

Au niveau des dents antérieures et postérieures peuvent se trouver des tubercules supplémentaires voire même des cuspides ou encore des cingulums supplémentaires.

Le plus fréquent se trouve être le tubercule de Carabelli (Photos 38, 39).

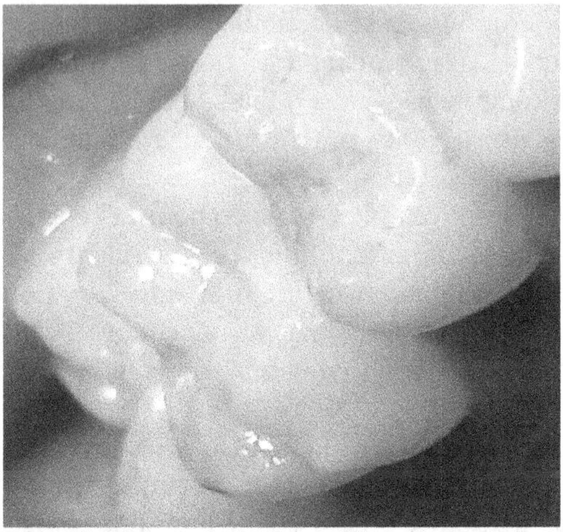

Photo 38 : Tubercule de Carabelli au niveau de la 16

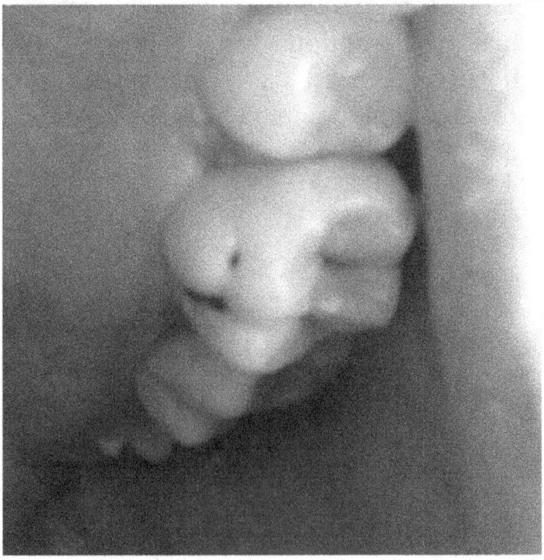

Photo 39 : Lésion carieuse débutante sur la 26 au niveau d'un tubercule de Carabelli

Au niveau de ces sites, une bonne hygiène est plus difficile à obtenir. Des lésions carieuses peuvent débuter au niveau de ces zones si elles sont anfractueuses (Photo 39).

Etant donné la présence de morphologies coronaires atypiques chez des patients ayant conservé des caractères primitifs dentaires, il pourrait se poser la question de savoir s'il s'agit d'un facteur de risque carieux supplémentaire.

Egalement, chez certains patients, malgré des traitements endodontiques corrects, on observe au niveau des molaires, des parodontites apicales aigües ou chroniques. Ces échecs de traitements endodontiques peuvent parfois révéler l'existence de canaux supplémentaires non trouvés (molaires à six canaux par exemple).

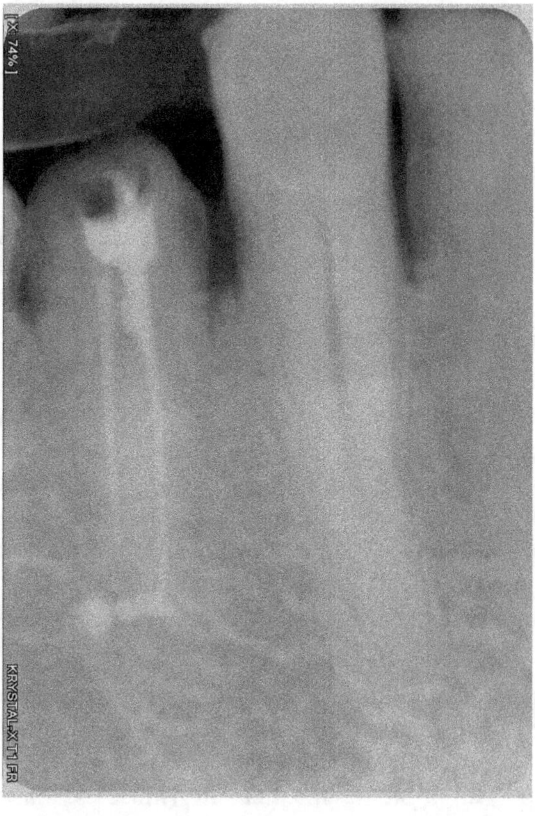

Photo 40 : Deux canaux radiculaires sur une canine mandibulaire 43

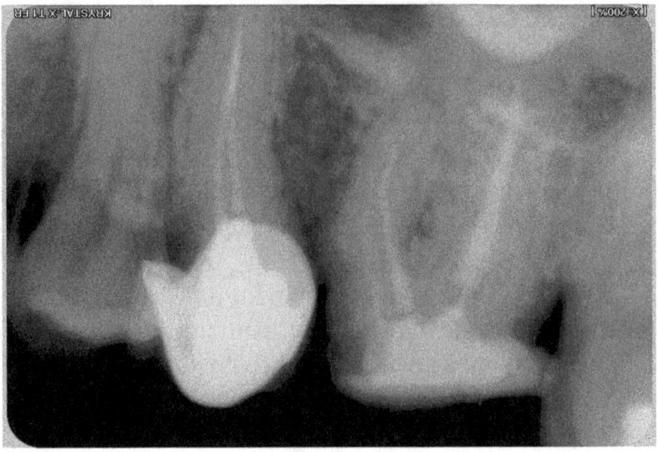

Photo 41 : Deux canaux dans la racine mésiale d'une première molaire maxillaire 16

Ce nombre de canaux élevé permet de révéler parfois des racines supplémentaires (plus souvent sur les molaires). Il s'agit également de vestiges du nombre de racines des molaires, supérieur à aujourd'hui. Les dents présentant ces caractères archaïques font souvent l'objet d'échecs de traitements endodontiques et demandent beaucoup de temps pour la recherche des entrées canalaires. En effet, sur ces canaux accessoires ou secondaires, les entrées canalaires sont souvent très fines ou minéralisées.

En conclusion, nombre de fossiles n'ont toujours pas été découverts. De plus, les variations individuelles entre fossiles rendent leurs classifications difficiles. Il est donc ardu de déterminer des caractéristiques dento-crânio-faciales « standard ». Il existe bien des variabilités morphologiques, tout comme actuellement chez l'Homme moderne (22). Il existe toujours un biais de variations et donc d'erreurs possibles.

L'évolution des Homininés s'est faite suivant les facteurs climatiques, alimentaires mais aussi culturels permettant une meilleure reproduction de l'espèce. De nos jours, un patient édenté total, grâce à notre discipline, n'aura pas la possibilité de développer un système masticateur (muscles masticateurs et reliefs osseux) très développé lui permettant de compenser l'absence de dents. Une prothèse adjointe complète permettra une réhabilitation fonctionnelle adéquate.

La Paléoanthropologie n'est pas une discipline à part, sans aucun lien avec l'actualité. Elle permet surtout de comprendre, en odontologie, les problèmes d'éruption des dents de sagesse mais aussi certaines causes d'échec de traitements endodontiques, l'origine de dents avec des morphologies atypiques pouvant entraîner des lésions carieuses au niveau des tubercules supplémentaires. Concernant l'éruption des troisièmes molaires, il est dommage qu'*Homo sapiens* ne possède pas, comme *Homo neanderthalensis,* un espace rétro molaire évitant des avulsions fréquentes suite à des accidents infectieux (péri coronarites).

L'évolution des Homininés reste toujours aussi obscure, avec toujours des manques de données ne permettant pas de retracer précisément, sans aucune interruption, l'évolution.

L'évolution vers l'Homme du futur est totalement hypothétique, personne ne peut la prévoir, ce qui laisse une part de mystère et contribue à continuer les découvertes et les recherches.

Bibliographie

1. Bailey Shara.E and Hublin Jean-Jacques, Trends in postcanine occlusal morphology within the hominin clade: The case of *Paranthropus* in Dental Perspectives on Human Evolution: State of the Art Research in Dental Paleoanthropology, edition Springer, and 2007.
2. Breillon Gilles, Bacon Anne-Marie, Marchal François, Deloison Yvette, Zeresnay Alemseged, Berge Christine, Brunet Michel, Gerraads Denis, Gommery Dominique, Fernando Ramirez Rossi et Tardieu Christine, Les Australopithèques, Editions Artcom, collection Paléontologie Humaine, 1999, 256p.
3. Brown F.H and Feibel C.S, "Robust" hominids and plio-pleistocene paleogeography of the Turkana Basin Kenya and Ethiopia. In Evolutionary history of the "Robust" Australopithecenes, F.E Grine (ed.), New York, 1988, Aldine de Gruyter: 325-341.
4. Brunet M., Beauvilain A., Coppens Y., Heintz E., Moutaye A.H.E and Pilbeam D., The first australopithecine 2,500 kilometres West of the Rift Valley (Chad). Nature, 1995, 378: 273-275.
5. Brunet M., Beauvilain A., Geraads D., Guy F., Kasser M., Mackaye H.T., MacLatchy L.M., Moucheling G., Sudre J. And Vignaud P., Tchad: un nouveau site à hominidés Pliocène. C. R. Acad. Sci., Paris, 1997, Série IIa, 324, 4 :341-345.
6. Centre National de Ressources Textuelles et Lexicales http://www.cnrtl.fr .
7. Clarke Robert, Naissance de l'Homme, édition Points, collection Points sciences, mars 2001, 288p.
8. Coppens Yves, Les hominidés du Pliocène et du Pléistocène de la Rift Valley. Bull. Soc. geol. France, 1979, t XXI, 3: 313-320.
9. Coppens Yves., Hominoid evolution and the evolution of the environment. Ossa, 1988-1989 14:157-163.
10. Coppens Yves, Le singe, l'Afrique et l'Homme, éditions Fayard, Collection Temps des sciences, 1983, 148p.

11. Coppens Yves, Systématique, phylogénie, environnement et culture des Australopithèques, hypothèses et synthèse, Bull. et Mém. de la Soc. D'Anthropologie de Paris, 1983, t.10, série XIII : 273-284.

12. Crubezy E., Braga J., Larrouy G., Anthropobiologie, éditions Masson, collection abrégé de médecine, nouvelle édition juillet 2008, 1 :339p.

13. De Bonis. L, *Homo erectus* et la transmission vers *Homo sapiens* en Europe, dans Définition et origines de l'homme : Morphogenèse du crâne et anthropogenèse : Table ronde internationale n 3 CNRS, Paris, 5-8 juillet 1983 – publié, sous la direction, de Michel Sakka, 375p.

14. Djillali Hadjouis et Mafart Bertrand, La Paléo-odontologie analyses et méthodes d'étude, novembre 2001, éditions Artcom, 182p.

15. Gómez-Robles Aida, Martinón-Torres María, Bermúdez de Castro José María, Leyre Prado, Sarmiento Susana, Arsuaga Juan Luis, Geometric morphometric analysis of the crown morphology of the lower first premolar of hominins, with special attention to Pleistocene Homo Journal of Human Evolution, Volume 55, Issue 4, October 2008, 627-638.

16. Grimaud-Hervé D., L'évolution de l'encéphale chez l'*Homo erectus* et l'*Homo sapiens*. Paris, CNRS, Cahiers de Paléoanthropologie, 1997, 405p.

17. Guatelli-Steinberg Debbie, Reid Donald. J., Bishop Thomas. A., Spencer Larsen Clark, Anterior tooth growth periods in Neandertals were comparable to those of modern humans, edited by Erik Trinkaus, Washington University, St. Louis, MO, and approved August 17, 2005 (received for review April 15, 2005).

18. Holloway.R.L, Human brain evolution: a search for units, models and synthesis. Can.J.Anthrop. 1983, 3:215-230.

19. Holloway. R.L, New endocranial volumes for the australopithecines. Nature, 1970, 227:199-200.

20. Hominidés.com.

21. Jay Gould Stephen, La vie est belle. Les surprises de l'évolution éditions Points, collection Points sciences n°128, 1998, 480p.

22. Irisha Joel D., Guatelli-Steinbergb Debbie, Ancient teeth and modern human origins: An expanded comparison of African Plio-Pleistocene and recent world dental samples, USA Received 4 September 2002; accepted 4 June 2003.

23. Leakey M.G., Feibel C.S., McDougall I. And Walker A., New four-million-year-old hominid species from Kanapoi and allia Bay, Kenya. Nature, 1995, 376:565-571.

24. Leakey M.G., Feibel C.S., McDougall I. And Walker A., New specimens and confirmation of an early age for *Australopithecus anamensis*. Nature, 1998, 393: 62-66.

25. Leakey.L.S.B., Tobias P.V. and Napier.J. A new species of the genus Homo from Olduvaigorge, Nature, 1964, 202:7-9.

26. Leutenegger W. And Schell.B, Variability and sexual dimorphism in canine size of *Australopithecus* and extant hominoïds Journal of human Evolution, 1987, 16:359-367.

27. Liebermann D.E, Wood B.A and Rilbeam D.R, Homoplasy and early *Homo*: an analysis of the evolutionary relationships of *Homo habilis sensu stricto* and *Homo rudolfensis*. Journal of Human Evolution, 1996, 30:97-120.

28. Linnaeus C. Systema Naturae Laurentii Salieri, 1758, Stockholm.

29. Lodter JP, Grimoud AM, Boulbet-Mauger M, Gatignol JP et Zerbib A. La dent en anthropologie. Encycl Méd Chir, Elsevier SAS, Paris, Stomatologie, 22-003-S-20, 2003, 12 p.

30. McHenry Henry M., Relative Cheek-Tooth Size in *Australopithecus*, American Journal of Physical Anthropology, 1984, 297-306.

31. Monchot Delphine, Evolution de la denture permanente depuis les premiers hominidés, Thèse de Chirurgie Dentaire, Faculté d'Odontologie de Reims Champagne Ardenne 1995, n°1995REIMO006.

32. Nègre Clémence Phylogénie de l'A.T.M., des gnathosmoses primitifs à l'*Homo sapiens*, 1 : 111p, Thèse d'exercice en Chirurgie Dentaire, Faculté d'Odontologie de Montpellier, 2008, n°2008MON12005.

33. Picq Pascal, L'Origine de l'homme L'odyssée de l'espèce nouvelle édition, éditeur Points, collection Points sciences, 2006, 288p.

34. Prat S., Origine et taxinomie des premiers représentants du genre *Homo*. Thèse de doctorat en Paléoanthropologie, Université de Bordeaux I, 2000, 2 vol., 696 p, n°20 00 BOR10584.

35. Prat Sandrine et Marchal François Contributions de Christophe Belzgaou, Gilles Berillon, Dominique Grimaud-Hervé, Hélène Roche, Brigitte Senut, Phillip Tobias et Bernard Wood, Les Premiers représentants du genre *Homo* en Afrique *Homo rudolfensis Homo habilis*, Paléontologie humaine, éditions Artcom, 2001, 206p.

36. Prat.S., Problème taxonomique des premiers représentants du genre *Homo*. Etudes crâniennes des individus d'Olduvai et de Koobi. Fora. Bull. Mem. Soc. Anthrop. Paris, 1997, 9 (3-4) : 251-266.

37. Puech PF, Warembourg P et Mascarelli, L'Évolution de la denture permanente des Homininés. Encycl Méd Chir, Editions Scientifiques et Médicales Elsevier SAS, Paris, Stomatologie/Odontologie, 22-003-S-10, 2001, 11 p.

38. Rak Y., the Australopithecine Face. New York, Academic Press, 1983.

39. Rak Y., Systematic and functional implications of the facial morphology of *Australopithecus* and Early *Homo*. In Ancestors: the hard evidence, E.Delson (ed.), New York, Alan R.Liss, 1985, Inc.: 168-170.

40. Sakka Michel, Définition et origines de l'homme : Morphogenèse du crâne et anthropogenèse : Table ronde internationale n 3 CNRS, Paris, 5-8 juillet 1983 - publié sous la direction de Michel Sakka, 375p.

41. Senut B., Des Hominoïdes aux hominidés : défis et succès adaptatifs. In registros fosiles e historia de la tierra, E.Aguirre, J.Morales et D.Soria (ed.), Madrid, Editorial Complutense, 1988, 345-366.

42. Strait D.S, Grine F.E and Moniz M.A, A reappraisal of early hominid phylogeny. Journal of Human Evolution, 1997, 32: 17-82.

43. Susman R.L., Hand function and tod behavior in early hominoids. Journal of Human Evolution, 1998, 35(1): 23-46.

44. Suwa G., White T.D and Howell F.C., Mandibular postcanine dentition from the Shungura Formation, Ethiopia:

crown morphology, taxonomic allocations, and Plio-Pleistocene Hominid evolution. Am.J.Phys.Evol, 1996, 247-282.

45. Tobias P.V, "*Australopithecus afarensis*" ans *Australopithecus africanus*: Critique and alternative hypothesis. Palaeont.Afr. 1980, 23:1-17.

46. Tobias P.V., Brain evolution in the Hominoidea. In Primate functional morphology and evolution, R.H. Tuttle (ed.), The Hague, Mouton Publishers, 1975, 353-392.

47. Underdown.Simon How the word 'hominid' evolved to include hominin, *Nature,* 2006, 444 680.

48. Ungar Peter S., Frederick E. Grine, and Mark F. Teaford, Diet in Early *Homo*: A Review of the Evidence and a New Model of Adaptive Versatility, Annu. Rev. Anthropol. 2006. 35:209–28 first published online as a Review in Advance on May 17, 2006.

49. Walker A., Leakey R.E, Harris J.M. and Brown F.H, 2.5-Myr *Paranthropus boisei* from West of Lake Turkana, Kenya. Nature, 1986, 322:517-522.

50. Wood B.A., Wood C. And Konigsberg L., *Paranthropus boisei*: an example of evolutionary stasis? Am.J.Phys.Anthrop, 1994, 95:117-136.

51. Wood.B.A, and Collard.M. The human genus, Science, 1999, 284:65-71.

52. Wood B.A, Koobi Fora, Research Project volume 4: Hominid cranial remains, Oxford University Press, 1991, 900p.

53. Crédits photo, Centre Européen de Recherches Préhistoriques de Tautavel.

Remerciements

Merci à toutes les personnes qui m'ont soutenue dans ce travail en commençant par mon mari, mon premier lecteur, mon premier soutien. Merci aussi, à la fois, de me faire rêver tout en m'obligeant à rester terre à terre. Merci d'avoir compris que mon travail était important et d'avoir fait quelques concessions autant pour l'organisation de notre vie que pour t'intéresser à l'odontologie le soir pendant les repas.

Merci à ma fille qui m'a permis de redéfinir mes priorités et dont je ne m'imagine plus vivre sans elle.

Merci à mes parents sans qui rien n'aurait été possible, de m'avoir permis de trouver ma voie et d'accepter mes choix.

Merci à Nathalie et Marjorie, de toujours être présentes dans ma vie et de s'intéresser à n'importe quel détail de celle-ci.

Merci à tous ceux qui ont donné de leur temps pour me relire et me corriger le plus possible.

Merci à toute ma famille et mes amis de me soutenir et me supporter dans les moments difficiles.

Merci à Farida de m'avoir prise sous son aile et de m'avoir permis de m'épanouir en tant que praticien ainsi que Sarah. Elles me supportent au cabinet et en font mon deuxième chez moi.

Merci au Dr Riaud Xavier de m'avoir offert la possibilité de réaliser cet ouvrage et d'avoir apprécié mon travail.

Merci à mon maître de thèse le Pr Pomar Philippe ainsi qu'à tous les membres du jury : le Dr Maret Delphine, Dr Esclassan Rémi, Dr Arama-Djouadi Farida et surtout à Tony Chevalier qui m'a permis d'accéder à l'univers de la Paléoanthropologie à Tautavel.

Merci encore à Tony d'avoir donné de son temps pour m'aider. Je n'oublierai pas les chocolats.

Merci aux Dr Henri Lamendin, Dr André Fabre, Pr Michel Germain, membres du jury du prix Georges Villain d'avoir lu mon travail et d'en avoir jugé la qualité.

Table des matières

Santé et Médecine

aux éditions L'Harmattan

Dernières parutions

ALASTRIM
L'homme et la variole
Kernbaum Serge
Destiné à un grand public, cet ouvrage est fait de courts récits qui illustrent les divers aspects de la variole, ici appelée Alastrim, maladie responsable de la mort du plus grand nombre d'êtres humains dans l'histoire. Comme cette infection est pandémique, ces récits se déroulent dans divers pays et à diverses époques. Le virus responsable appelé Pox est décrit ainsi que deux virus apparentés, ceux responsables de la maladie de la vache et de celle du singe.
(Coll. Médecine à travers les siècles, 13.50 euros, 124 p.)
ISBN : 978-2-343-03726-4, ISBN EBOOK : 978-2-336-35242-8

SYNDROME (LE) D'ANGELMAN
Regard sur une maladie neurogénétique rare
Chateau Anne
Le syndrome d'Angelman est une maladie neurogénétique rare dont la découverte est récente et reste peu connu y compris du monde médical et médicosocial. Elle se manifeste par un retard psychomoteur, un retard mental sévère, souvent accompagnés de crises d'épilepsie. Cet ouvrage s'adresse aux familles, aux spécialistes et soignants : il a pour objectif de faire connaître le syndrome mais il est aussi une invitation à partager avec de l'humour, mais des larmes et parfois des «coups de gueule» le quotidien des familles.
(Coll. Sciences et Société, 24.00 euros, 240 p., Illustré en noir et blanc)
ISBN : 978-2-343-00809-7, ISBN EBOOK : 978-2-296-53948-8

INVENTION (L') DE L'EXPLORATION CARDIAQUE MODERNE
Par Louis Desliens, vétérinaire
Braganti Gérard
1916, mobilisé au front, Louis Desliens, jeune vétérinaire, a la géniale intuition d'un système d'exploration du cœur quasiment dépourvu d'agressivité qu'il qualifiera de «minuscule trouvaille». Il développe sa technique d'investigation d'une étonnante simplicité lui permettant d'importantes découvertes. Dans les années 80, le cardiologue André Cournand, prix Nobel de médecine, découvre l'ampleur de ces travaux et reconnaîtra le caractère précurseur de cet auteur resté en marge de l'histoire...
(Coll. Acteurs de la Science, 19.00 euros, 180 p.)
ISBN : 978-2-336-29364-6, ISBN EBOOK : 978-2-296-53714-9

MÉCÉNAT CHIRURGIE CARDIAQUE
Les familles d'accueil racontent...
Lamon-Mignot Catherine
Famille d'accueil pour Mécénat Chirurgie Cardiaque, une association humanitaire permettant d'opérer en France des enfants gravement malades du cœur et issus de pays défavorisés, l'auteur a voulu raconter toutes les péripéties rencontrées pour sauver ces bambins, ainsi que l'incroyable choc culturel qu'ils subissent en arrivant. Elle retrace non seulement sa propre expérience, mais aussi celle de cinq autres familles.
(18.00 euros, 184 p.)
ISBN : 978-2-343-00741-0, ISBN EBOOK : 978-2-296-53818-4

DES MANIFESTATIONS VISUELLES FANTASTIQUES
Müller Johannes - Traduit de l'allemand par Marc Géraud
Johannes Peter Müller (1801-1858) est un des premiers fondateurs de la physiologie allemande. Sa pensée était radicalement scientifique et objective, expérimentale. Pourtant il publie *Les Manifestations visuelles fantastiques* (1826) alors qu'il a publié un peu avant la *Physiologie comparative du sens visuel de l'homme et des animaux*. Les deux ouvrages diffèrent du tout au tout : l'ouvrage sur les manifestations fantastiques explore «l'inverse» de la vision physiologique.
(Coll. Psyché de par le monde, 13.50 euros, 120 p.)
ISBN : 978-2-343-00339-9, ISBN EBOOK : 978-2-296-53741-5

EFFETS (LES) PLACEBO
Des relations entre croyances et médecines
Autret Alain
Cet ouvrage présente les particularités cliniques et la mécanique cérébrale en jeu avec l'amélioration induite par la seule idée de bénéficier d'un traitement bénéfique communément appelé l'effet placebo. Il montre que le conditionnement créé par la répétition des traitements et la qualité du contact avec le thérapeute sont des facteurs psychologiques jouant un rôle considérable. À l'inverse, des croyances erronées créent et entretiennent certaines pathologies chroniques : l'effet nocebo.
(13.00 euros, 118 p.)
ISBN : 978-2-343-00222-4, ISBN EBOOK : 978-2-296-53701-9

AROMATHÉRAPIE (L')
Présentation de plus de 140 huiles essentielles
Sarrouy Yves
Aujourd'hui, l'aromathérapie prévient et accompagne la guérison de nombreux maux, à condition de savoir la mettre en pratique. Ce manuel permet de rendre l'aromathérapie accessible au plus grand nombre, en répertoriant plus de 140 huiles essentielles et leurs vertus, pour améliorer le bien-être au quotidien. Découvrez les bienfaits des huiles essentielles dans un guide complet, composé de 500 recettes prêtes à l'emploi pour soigner stress, fatigue, cellulite, problèmes de peau...
(16.50 euros, 170 p.)
ISBN : 978-2-336-00674-1, ISBN EBOOK : 978-2-296-53496-4

POUR UNE ÉTHIQUE RENOUVELÉE DE LA SANTÉ PUBLIQUE
L'accès aux soins en médecine générale
Rougeron Claude
De nombreux points ont fait régresser la France de la première à la huitième place du classement de l'Organisation mondiale de la santé, notamment l'accès aux soins. Notre médecine de proximité, malmenée, déconsidérée, est laminée. Les patients recourent aux urgences, le plus coûteux qui soit pour notre société. Voici des propositions salvatrices, viables au plan technique et financier.
(Coll. L'Ethique en mouvement, 23.00 euros, 224 p.)
ISBN : 978-2-336-30224-9, ISBN EBOOK : 978-2-296-53682-1

HISTOIRE INDÉPENDENTAIRE
Riaud Xavier
Préface de Mme Guylaine Masini
Voici rassemblées les contributions de l'auteur à la revue *Indépendantaire*, à raison d'un article par mois relatif à l'histoire de l'art dentaire. Les périodes et les personnages les plus variés sont abordés : de l'identification de la reine égyptienne Hatchepsout à celle d'Adolf Hitler, de l'histoire de sainte Apolline, sainte patronne des dentistes, à celle bucco-dentaire de Napoléon, de l'Antiquité à la Seconde Guerre mondiale... La chirurgie dentaire trouve ici un hommage sincère.
(Coll. Médecine à travers les siècles, 12.00 euros, 106 p.)
ISBN : 978-2-343-00724-3, ISBN EBOOK : 978-2-296-53547-3

PERCEPTION ET PRISE EN CHARGE DU PALUDISME EN MÉDECINE TRADITIONNELLE EN CÔTE D'IVOIRE
Kouakou Bah Jean-Pierre
Préface du Professeur N'guessan François Kouakou
Comment le paludisme est-il perçu et pris en charge dans les communautés rurales ivoiriennes ? Il sera question de la médecine culturelle baoulé-agba, des représentations religieuses et de leur transparence dans le traitement de la maladie ainsi que des perceptions sociales et du traitement du paludisme dans la culture médicale baoulé-agba.
(Coll. Enseignement et éducation en Afrique, 13.00 euros, 122 p.)
ISBN : 978-2-343-00815-8, ISBN EBOOK : 978-2-296-53659-3

RÔLE (LE) DES SOINS PALLIATIFS
Nouvelle édition
Geschwind Herbert
A la préoccupation de traiter la maladie, la médecine se soucie aujourd'hui d'apporter des soins aux mourants, à partir d'unités spécialisées en Soins Palliatifs. L'intérêt scientifique pour les moyens de guérir s'est déplacé vers la recherche des voies les moins traumatisantes du mourir. Parmi elle, l'euthanasie et l'assistance au suicide se sont révélées les plus sujettes à réflexions et débats. Ainsi se posent les questions de la «méthodologie» du mourir et celle de l'organisme ou de la personne chargée d'exécuter cette décision.
(Coll. Questions contemporaines, 26.00 euros, 262 p.)
ISBN : 978-2-343-00170-8, ISBN EBOOK : 978-2-296-53107-9

RISQUE (LE) BIOLOGIQUE
Une approche transdisciplinaire
Panoff Jean-Michel - Préface de Jean-Louis Le Moigne
Faut-il être biologiste ou biotechnologue pour avoir le privilège d'étudier le risque biologique ? Juristes, sociologues, théologiens, paysans, historiens, psychologues nous avertissent : la biologie, avant tout science des «yeux», glisse insidieusement vers une science des «mains», de l'étude de la vie vers la manipulation du vivant. Voici une construction d'une pensée complexe autour de la question du risque biologique, question qui nécessite urgemment d'être collectivement posée.
(Coll. Sociologies et Environnement, 38.50 euros, 388 p.)
ISBN : 978-2-296-99846-9, ISBN EBOOK : 978-2-296-53233-5

GYNÉCOLOGIE (LA) OBSTÉTRIQUE POUR LE GRAND PUBLIC
100 questions de femme
Badji Cheick Atab - Préface de Awa Niang Fall
Cet ouvrage apporte cent réponses à cent questions que les femmes se posent le plus souvent et qu'elles aimeraient poser à leur gynécologue sans en avoir toujours l'occasion ou le courage. Également destiné aux hommes, il leur permet de ne plus être exclus de l'intimité des femmes et de jouer pleinement leur partition dans cette grande aventure qu'est le couple...
(Coll. Harmattan Sénégal, 17.00 euros, 178 p.)
ISBN : 978-2-296-54900-5, ISBN EBOOK : 978-2-296-53228-1

GREFFES (LES) D'ORGANES : UNE NOUVELLE FABRIQUE DU CORPS
Kreis Henri - Préface du Pr Jean-Michel Dubernard
L'histoire de la fabrique du corps n'a été entreprise que dans le but de guérir ce qui ne pouvait l'être par la médecine alors disponible. L'idée était simple mais n'a pu s'accomplir, jusqu'à ce jour, que par une transgression des mécanismes vitaux de l'être humain et qu'en ravivant ses angoisses eschatologiques. Sa réalisation a mis en question l'altruisme, le rôle du politique et de l'administration, les luttes de pouvoir, la collusion avec l'industrie pharmaceutique, l'éthique médicale...
(Coll. L'Éthique en mouvement, 25.50 euros, 260 p.)
ISBN : 978-2-343-00027-5, ISBN EBOOK : 978-2-296-53102-4

IMAGERIE (L') MÉDICALE
La fabrique d'un nouveau malade imaginaire
Briois Vilmont Laurence
La découverte des rayons X par le physicien Roentgen (1895) génère un bouleversement dans le monde médical : sans effraction cutanée, les intérieurs du corps humain vivant sont rendus visibles. Les techniques d'exploration prennent un essor considérable, devenant un outil diagnostique indispensable mais d'un usage dont la banalisation risque d'en négliger la réflexion. Le corps devenu mathématisable à la culture numérique appliquée aux images ne doit pas nous faire oublier la dimension humaine.
(Coll. Sciences et Société, 17.00 euros, 172 p.)
ISBN : 978-2-336-29284-7, ISBN EBOOK : 978-2-296-53222-9

L'HARMATTAN ITALIA
Via Degli Artisti 15; 10124 Torino

L'HARMATTAN HONGRIE
Könyvesbolt ; Kossuth L. u. 14-16
1053 Budapest

L'HARMATTAN KINSHASA
185, avenue Nyangwe
Commune de Lingwala
Kinshasa, R.D. Congo
(00243) 998697603 ou (00243) 999229662

L'HARMATTAN CONGO
67, av. E. P. Lumumba
Bât. – Congo Pharmacie (Bib. Nat.)
BP2874 Brazzaville
harmattan.congo@yahoo.fr

L'HARMATTAN GUINÉE
Almamya Rue KA 028, en face du restaurant Le Cèdre
OKB agency BP 3470 Conakry
(00224) 60 20 85 08
harmattanguinee@yahoo.fr

L'HARMATTAN CAMEROUN
BP 11486
Face à la SNI, immeuble Don Bosco
Yaoundé
(00237) 99 76 61 66
harmattancam@yahoo.fr

L'HARMATTAN CÔTE D'IVOIRE
Résidence Karl / cité des arts
Abidjan-Cocody 03 BP 1588 Abidjan 03
(00225) 05 77 87 31
etien_nda@yahoo.fr

L'HARMATTAN MAURITANIE
Espace El Kettab du livre francophone
N° 472 avenue du Palais des Congrès
BP 316 Nouakchott
(00222) 63 25 980

L'HARMATTAN SÉNÉGAL
10 VDN en face Mermoz, après le pont de Fann
BP 45034 Dakar Fann
33 825 98 58 / 33 860 9858
senharmattan@gmail.com / senlibraire@gmail.com
www.harmattansenegal.com

L'HARMATTAN BÉNIN
ISOR-BENIN
01 BP 359 COTONOU-RP
Quartier Gbèdjromèdé,
Rue Agbélenco, Lot 1247 I
Tél : 00 229 21 32 53 79
christian_dablaka123@yahoo.fr

Achevé d'imprimer par Corlet Numérique - 14110 Condé-sur-Noireau
N° d'Imprimeur : 112454 - Dépôt légal : octobre 2014 - *Imprimé en France*

www.ingramcontent.com/pod-product-compliance
Lightning Source LLC
LaVergne TN
LVHW051411061026
849535LV00009B/3474
* 9 7 8 2 3 4 3 0 4 5 3 2 0 *